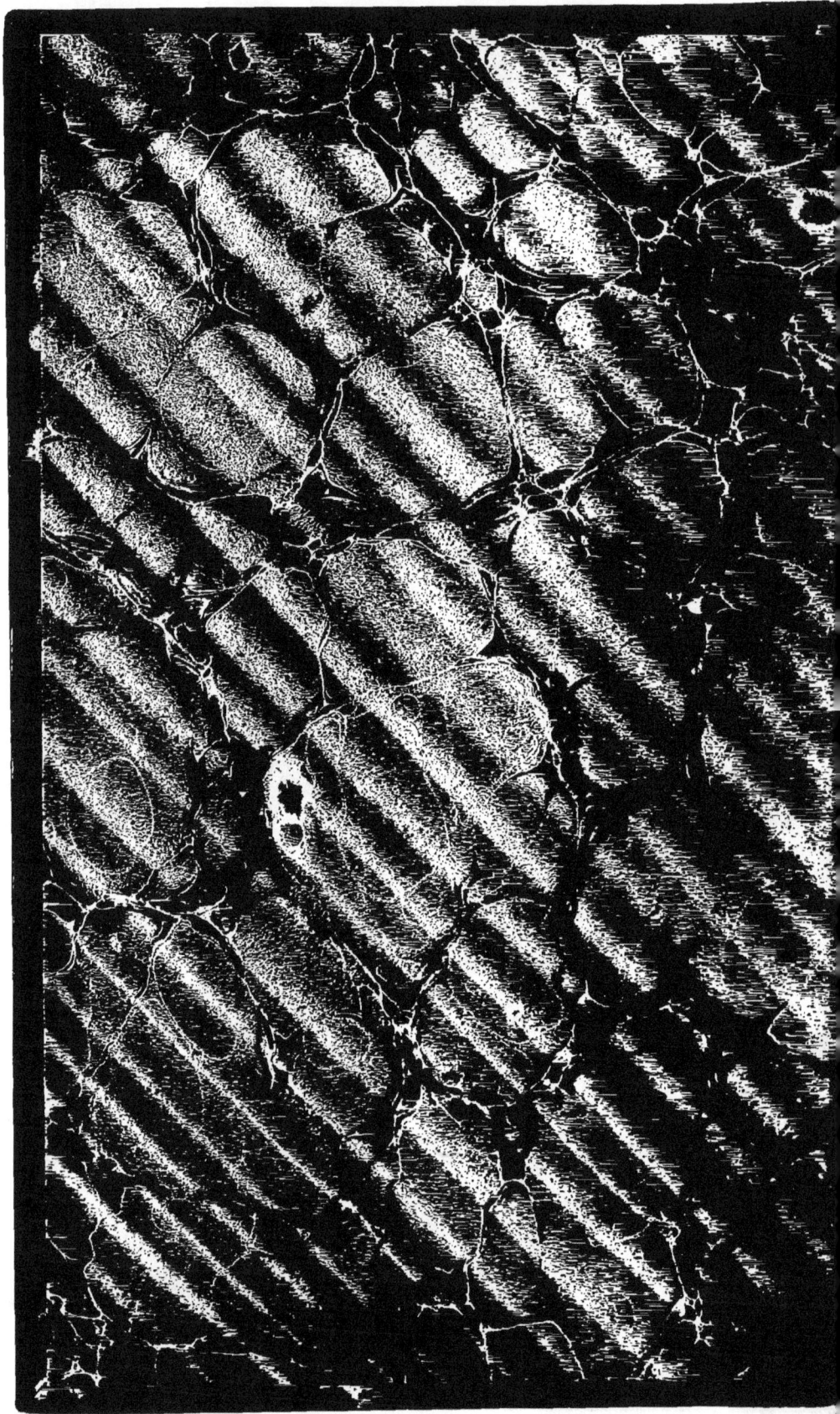

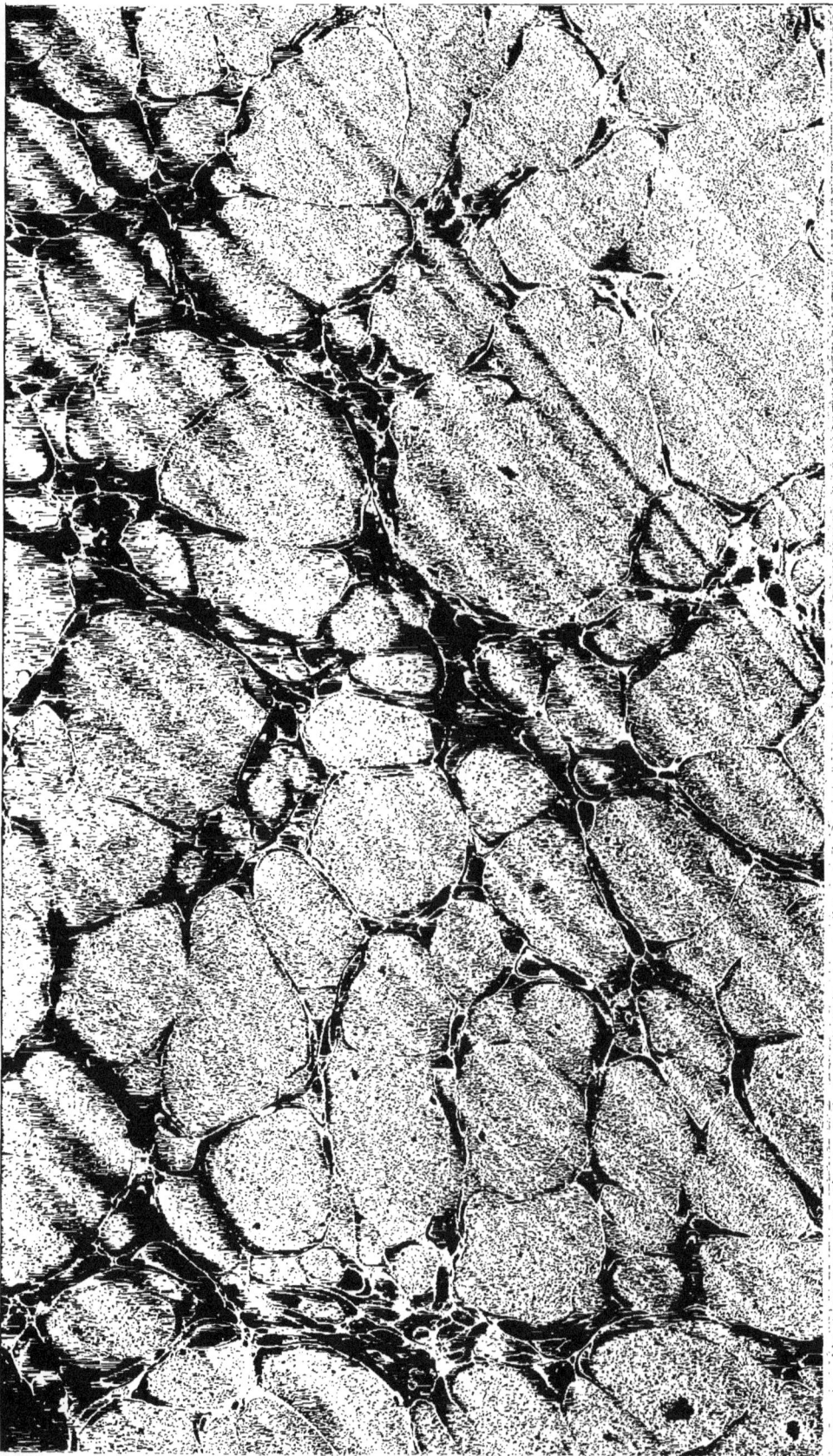

ESSAI

SUR

LE RÉGIME DOTAL DES ROMAINS,

OU

DÉVELOPPEMENT DE LA QUESTION SUIVANTE,

MISE AU CONCOURS

POUR LES DOCTEURS EN DROIT

DE LA FACULTÉ DE GRENOBLE (1841) :

« Indiquer, dans le Droit Romain, l'origine et le caractère de la Dotalité et
« des changements successifs introduits dans la législation sur ce point,
« en assignant, autant qu'il sera possible, les véritables causes de ces
« changements. »

PAR

GUSTAVE GRIMAUD,

Avocat à la Cour Royale de Grenoble.

(MÉMOIRE QUI A OBTENU LA MÉDAILLE D'OR.)

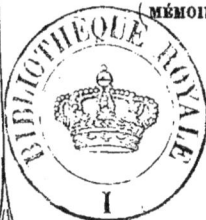

La science du Droit est, suivant son objet et son es-
sence, destinée à la vie réelle et à l'application pratique.
Mais quoique, d'après cela, on ne doive jamais perdre de
vue le but pratique, cependant on peut gagner beaucoup à
traiter le Droit scientifiqnement et ce n'est qu'en réunis-
sant ces deux manières de le considérer qu'on peut espérer
d'en tirer le plus de profit, soit pour la vie réelle, soit
pour la science. (MAREZOL, Précis d'un cours sur le Droit
privé des Romains, § 4. - Traduct. de M. C. A. Pellat).

Dotium causa semper et ubiquè præcipua est.
(POMPONIUS, L, t ff solut. matrim.)

GRENOBLE.
TYPOGRAPHIE DE F. ALLIER, GRAND'RUE, COUR DE CHAULNES.

Janvier 1842.

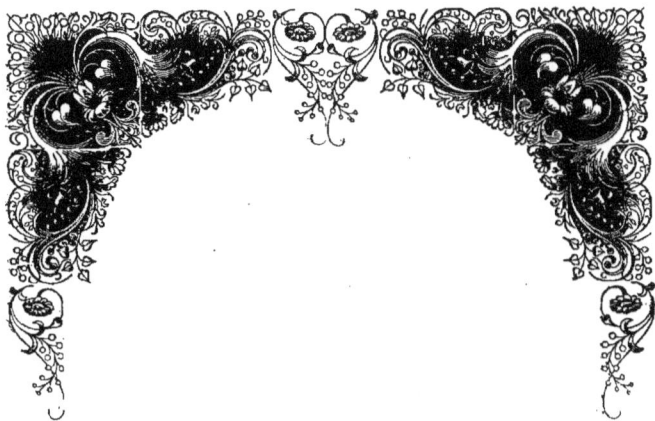

I. Il est dans le droit privé des Romains peu de sujets plus dignes des recherches du jurisconsulte que la *Dotalité*, soit à cause de l'obscurité qui enveloppe les principes de la Dot dans les premiers temps de Rome, soit à cause de l'importance même de la matière. Cette importance semble devoir se faire mieux sentir dans notre Province, ancien pays de Droit Écrit, régi longtemps par les lois romaines et chez lequel le Régime Dotal est encore aujourd'hui, dans l'usage, une règle presque générale, bien que le Régime de la Communauté soit le droit commun de la France.

Il me sera permis de croire que ce sont là les deux motifs principaux qui ont déterminé le choix que la Faculté de Grenoble a fait de la Dotalité romaine, pour un sujet de Concours.

II. Pour pouvoir aujourd'hui traiter convenablement un sujet aussi intéressant et ne pas rester trop au-dessous de la science actuelle du Droit, il faudrait, à mon avis, deux conditions, et ces conditions, je ne crains pas de le dire, me manquent à peu près complètement.

En premier lieu, il serait inutile de faire remarquer que l'histoire est aujourd'hui essentiellement liée à l'étude du Droit et que pour faire un travail juridique de quelque importance et de quelque utilité, il faut nécessairement indiquer les sources générales et, en particulier, l'origine et la formation progressive de la partie de la législation que l'on traite. Et cette observation qui s'applique aux législations de tous les pays, me semble plus vraie encore à l'égard de Rome, cité composée dans le principe de tant d'éléments hétérogènes et de tant d'origines diverses.

On comprend dès-lors combien l'étude de quelques auteurs, notamment de Denys d'Halycarnasse, Aulu-Gelle, etc., souvent cités par ceux que j'ai consultés, serait utile pour avoir sur l'histoire du Droit Romain un grand nombre de notions qu'on ne peut puiser ailleurs. Sans cette étude préliminaire, on est le plus souvent obligé de se livrer sur les anciens auteurs de droit ou sur les textes des lois, à une foule d'interprétations plus ou moins hasardées et dont le résultat ne peut, en définitive, satisfaire les esprits les moins exigeants.

III. En second lieu, mon avis est qu'il est impossible aujourd'hui d'avoir une idée exacte et complète du Droit Romain, sans connaître les ouvrages principaux des jurisconsultes Allemands qui ont écrit depuis quelques années. C'est de l'Allemagne en effet que nous viennent principalement, depuis un demi siècle, les grands travaux faits sur le Droit Romain, et si cette vérité est peu flatteuse pour les jurisconsultes Français, elle n'en est pas moins incontestable (1).

Quelques personnes, il est vrai, jalouses de faire profiter leur pays des richesses d'un autre peuple, ont traduit plusieurs ouvrages Allemands et rendu par là un service immense à l'étude du Droit Romain en France. Mais les Guenoux (2), les Jourdan (3), les Pellat (4), les Bewing (5), sont rares et

---

(1) Il y a cependant des exceptions honorables pour MM. Blondeau, Pellat, Quinon, Giraud et quelques autres.

(2) Traducteur de Savigny (*Histoire du Droit Romain au Moyen-Age*).

(3) Traducteur de Hugo (*Histoire du Droit Romain*).

(4) Traducteur de Marezoll (*Essai sur le Droit privé des Romains*).

(5) Traducteur de Mackeldey (*Manuel de Droit Romain*).

nous ne possédons de beaucoup d'ouvrages Allemands, que
quelques fragments traduits, ou dans d'autres auteurs ou dans
les revues, qui en faisant naître en nous le désir de les connaître d'une manière plus complète, nous laissent dans l'im-
puissance de satisfaire ce désir.

J'éprouve d'autant plus de regrets de n'avoir pu consulter
quelques uns de ces auteurs étrangers, faute de traduction
(notamment l'ouvrage de Tigerstrœm, intitulé *Droit dotal des
Romains*), que ceux dont j'ai pu me procurer les ouvrages,
m'ont fourni souvent de précieux renseignements.

IV. La préparation du travail que je livre aujourd'hui à mes
juges a donc été incomplète sous deux rapports : ma franchise
à l'avouer pourrait, jusqu'à un certain point, me servir d'ex-
cuse. Je dois ajouter cependant que si l'impossibilité dans
laquelle je me suis trouvé placé n'eût pas existé, une autre
plus grande encore m'eut arrêté, le défaut de temps. Ce n'est
pas, en effet, en quelques mois qu'on pourrait étudier, comme
j'aurais voulu pouvoir le faire, des auteurs aussi nombreux
que ceux dont je croyais la lecture nécessaire.

Mais si une étude approfondie des textes de Droit Romain qui
se rapportent au sujet que je traite, et de quelques commentateurs, si une lecture consciencieuse d'Heineccius (1), de
Brisson (2), d'Antoine Hotmann (3), de Godefroy (4), de
Hugo (5), de Pellat (6), de Marezoll (7), de Mackeldey (8), de
Guérard (9) et de plusieurs ouvrages qui, sans avoir spécialement trait au Droit, m'ont souvent donné d'utiles indications,

(1) Antiquités Romaines.
(2) *Selectarum ex jur. civ. antiquit.*
(3) *De veteri ritu nuptiarum.*
(4) *Fontes* iv *juris civilis.*
(5) Histoire du Droit Romain, traduction de Jourdan.
(6) Textes du Droit Romain sur la Dot, annotés.
(7) *Lerbuch der Institutionen*, traduction de M. Pellat.
(8) Manuel de Droit Romain, traduction de Bewing.
(9) Essai sur le Droit privé des Romains (1841).

si cette étude, si ces recherches, dis-je, peuvent suppléer un peu aux connaissances que je regrette de ne pas avoir, j'aurai peut-être atteint le but que je m'étais proposé.

V. La question mise au concours, quoique se rapportant au Droit privé des Romains, m'a paru être plutôt historique que juridique; il s'agit moins d'une explication dogmatique des textes que d'une exposition exégétique des sources : c'est du moins ainsi que j'ai entendue la question, d'après les termes mêmes dans lesquels elle a été posée.

Dans la plupart des ouvrages qui traitent de l'histoire du Droit Romain, on a divisé cette histoire en quatre périodes : la première comprend depuis les temps anciens jusqu'aux XII Tables; la seconde, depuis les XII Tables jusqu'à Cicéron; la troisième, depuis Cicéron jusqu'à Alexandre-Sévère; la quatrième finit à Justinien. Cette division est du moins la plus généralement adoptée : elle a été suivie par Hugo qui paraît l'avoir empruntée à Gibbon, et plus récemment par Mackeldey. Il est à peu près indispensable dans une histoire, soit externe, soit interne du Droit Romain, d'adopter une division semblable; il faut en effet des jalons pour se guider dans un espace de temps aussi long, et l'on choisit pour points de repos les époques que signale une révolution marquée dans la législation.

Mais l'importance de cette division se fait moins sentir, lorsqu'on traite une partie isolée du Droit privé : elle serait même le plus souvent tout à fait insignifiante. Car si dans l'histoire d'une législation entière il y a des époques qui se dessinent d'une manière tranchée, ces nuances disparaissent à mesure qu'on entre dans les détails et qu'on analyse de plus près les diverses parties de la législation. Il n'en est cependant pas tout à fait ainsi pour la Dotalité : mais par rapport à cette partie du Droit, il n'y a en quelque sorte qu'une époque qui pût être considérée comme le commencement d'une période historique : c'est l'introduction du Christianisme. Encore ne doit-on pas la prendre pour point intermédiaire, parce que, d'un

côté, elle est peu éloignée de Justinien auquel doivent se terminer mes recherches, et, d'un autre côté, son influence ne
se fait pas sentir sur tous les éléments divers dont se compose
le Droit de la Dotalité. Aussi n'ai-je point adopté de division
par périodes ; le plan que j'ai préféré est celui-ci :

J'examinerai, en premier lieu, l'origine de la Dot ; ce sera
là le point de départ duquel sortiront, en autant de chapitres,
les développements relatifs à chacun des principes dominants de
la Dotalité : un chapitre sera consacré aussi à la Donation
propter nuptias.

Puissent mes juges éprouver quelque intérêt à lire ce premier
essai d'un de leurs anciens élèves.

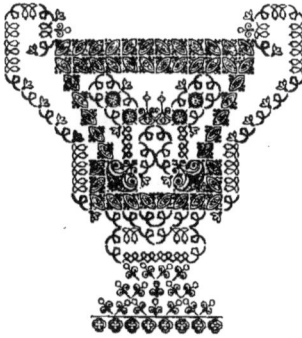

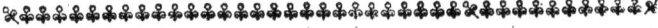

CHAPITRE PREMIER.

Origine de la Dot.

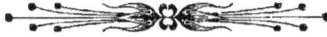

La Dot (*Dos, res uxoria*) n'a pas toujours été à Rome une règle universelle ; le père n'a pas toujours été dans l'obligation de doter sa fille (1). Avant de devenir un accessoire en quelque

(1) Heineccius (*Antiq. rom. lib* 2, *tit.* 8, § 3) enseigne que la Dot était en usage chez presque tous les anciens peuples. Malgré les expressions très-générales de l'auteur des Antiquités Romaines (*omnibus ferè gentibus*), il paraît que pendant longtemps elle demeura inconnue à plusieurs nations. Ainsi, chez les Hébreux, les filles ne recevaient aucune Dot ; chez les Assyriens, elles s'achetaient comme une marchandise. A Sparte, les filles ne portaient à leurs maris d'autre Dot que l'honneur et la vertu : c'est ce qu'atteste ce passage de Justin : « *Virgines sinè dote nubere jussit* « (Lycurgus), *ut uxores eligerentur, non pecuniæ, severiùsque matri-* « *monia sua viri coercerent, cùm nullis dotis frænis tenerentur* (lib. 3) » (Voy. Bouillet, Dictionnaire de l'antiquité v° *Mariage* ; Merlin, Rép. v° *Dot* ; Montesquieu, Esprit des lois, liv. 7, chap. 16). — Chez les Germains, c'étaient les maris qui donnaient une Dot à leurs femmes : « *Dotem* « *non uxor marito, sed uxori maritus offert* (Tacite, de Mor. German. « cap. 18). » — L'usage de doter les filles en les mariant était cependant suivi à Athènes (Guérard, Essai sur le droit privé des Romains, lib. 1, chap. 5). — On peut encore consulter sur ce point Roussilhe (Traité de la Dot, article préliminaire).

sorte obligé de tout mariage, la Dot ne dut pendant longtemps exister que dans certaines unions ; il en était d'autres
avec lesquelles elle ne pouvait se concilier : aussi sommes-nous
obligés, pour donner une notion un peu certaine de l'origine
de la Dot, d'indiquer quelles étaient, dans les premiers siècles
de Rome, les différentes espèces de mariages et les effets
principaux que la loi attachait à ces unions.

Il y eut à Rome, dès les temps les plus anciens, deux sortes
de mariages : le mariage avec *manus* et le mariage sans *manus*.

Le premier faisait passer la femme de la famille de son père
dans celle de son mari. Aussi Ulpien met-il la *conventio in manum*
au nombre des changements d'état (1). L'effet le plus remarquable du mariage avec *manus* était de placer la femme *filiæ
loco* par rapport à son mari, en sorte que toutes les règles
dérivant de la puissance paternelle lui devenaient applicables.
Ainsi, elle sortait de la tutelle perpétuelle où étaient les femmes
à Rome (2), pour n'être plus que sous la puissance et l'autorité
de son mari, comme un enfant sous la puissance et l'autorité
de son père. Les biens qu'elle possédait au moment du mariage
et tous ceux qui pouvaient lui échoir par la suite, étaient irrévocablement acquis en toute propriété au mari, au moyen
d'une *in universitatem successio* (3) ; en sorte que si la femme
mourait pendant le mariage, elle ne laissait point d'héritiers,
puisqu'elle ne pouvait point avoir de fortune particulière. Au
cas de dissolution du mariage par la mort du mari, la femme
assimilée à un enfant par rapport à lui, à une sœur par rapport
à ses propres enfants, ne rentrait point dans sa première
famille, mais elle recevait un tuteur dans celle de son mari,
lorsque celui-ci ne lui en avait pas lui-même choisi un par son

---

(1) *Minima capitis diminutio est per quam.............. status duntaxat
hominis mutatur : quod fit adoptione et* in manum conventione. Ulp. *Reg.
tit.* XI, § 13. — Brisson, *de Ritu nupt. p.* 482 *et seq.*

(2) Ulp. *Frag. tit.* XI, § 28.

(3) Marezoll, § 146. — Gaius, *Comment.* III, § 82.

testament (1). Si le mari mourait sans enfants, elle recueillait toute sa succession ; s'il en laissait, elle la partageait avec eux par égales parts : en un mot, elle était *hœres sua* (2), en sorte que sa prétérition dans le testament de son mari, annulait ce testament (3). Enfin, elle succédait à ses enfants (après la mort du mari), à titre de sœur et ses enfants lui succédaient au même titre (4).

Tels étaient les effets principaux de la *Manus* : on ne peut se disssimuler, malgré ce que ce système peut nous présenter d'étrange aujourd'hui, qu'il n'ait produit à Rome d'excellents résultats, en resserrant les liens de famille. Toutes les conséquences en étaient parfaitement logiques.

Mais à côté du mariage avec *manus* s'élevait le mariage sans *manus* ou *libre*. Dans ce mariage, la femme ne devenait pas, par rapport à son mari, *filia*, mais *uxor*, et prenait le nom de *matrona* ; elle n'était pas, par rapport à ses enfants, *soror*, mais *mater* ; en un mot, elle entrait dans la *maison*, mais non dans la *famille* de son mari ; l'union conjugale créait une *affinité*, mais non une *consanguinité fictive*, comme dans le mariage avec *manus* et la femme conservait tous ses rapports de famille antérieurs : elle était seulement soumise à cette subordination qui est, d'après le droit des gens, un effet nécessaire du mariage. Enfin, le mari ne devenait pas propriétaire absolu des biens de sa femme : leurs patrimoines demeuraient distincts (5).

Cette différence entre le mariage avec *manus* et le mariage sans *manus* nous amène à conclure immédiatement que c'est

_____

(1) Gaius, *Comment.* i, § 149.

(2) Heineccius, *Antiq. lib.* 1, *tit.* 10, § 6. — Gaius, *Comment.* iii, § 3.

(3) Ulp. xxii, 14; xxiii, 3.

(4) Gaius, *Comment.* iii, § 14. — Brisson, *ubi suprà*, explique, p. 488, que, selon Denys d'Halycarnasse, c'est des lois de Romulus que dérivait cette règle d'après laquelle la femme était, dans la famille de son mari, assimilée à un enfant.

(5) Marezoll, § 146.

dans le dernier que la Dot a dû prendre naissance. La Dot, en effet, suppose une femme apportant à son mari des biens destinés à subvenir aux charges du mariage, mais que le mari devra restituer à sa dissolution; elle suppose également que le surplus des biens de la femme reste constamment séparé de la fortune du mari; or, ce système aurait été incompatible avec le mariage avec *manus*, puisque dans celui-ci tout ce que la femme avait au moment de sa célébration, et tout ce qui pouvait lui échoir ensuite devenait irrévocablement la propriété du mari. Il est vrai que le père, en mariant sa fille, pouvait donner, pour soutenir les charges du mariage, quelque chose au mari; mais c'était là une véritable *donation* faite à celui-ci (1).

Mais comment le mariage avec *manus* et le mariage sans *manus* existèrent-ils en même temps? Comment le premier disparut-il ensuite, pour ne laisser subsister que le second? Ce sont là des questions difficiles à résoudre; on peut cependant leur trouver une solution, sinon tout à fait positive, du moins très-probable, si l'on considère attentivement la constitution primitive de la société romaine et les changements qu'elle subit à diverses époques.

Rome forma dans les premiers siècles de son histoire, sous les Rois, et pendant la République jusqu'au Décemvirat, deux cités bien distinctes, la cité *patricienne* et la cité *plébéienne :* et chacune d'elles avait, sur le Droit privé, des règles qui lui étaient exclusivement propres. Ainsi, la condition des personnes chez les Patriciens différait essentiellement de la condition des personnes chez les Plébéiens. La puissance paternelle des Patriciens était différente de celle des Plébéiens; l'adoption, les testaments, les successions *ab intestat*, les tutelles offraient aussi dans les deux classes des distinctions marquées. Mais

(1) Nous verrons au chapitre IV, qu'il pouvait être stipulé que ce qui était donné par le père de la future à son gendre personnellement, serait restitué à la dissolution du mariage.

c'était surtout pour les mariages que cette dualité était le plus
frappante.

L'étude comparée des anciens auteurs et des textes de lois
auxquels on est obligé de recourir pour connaître la législation
romaine, fait ressortir une foule d'incohérences et de contra-
dictions que la distinction du Droit primitif Romain en Droit
des Patriciens et Droit des Plébéiens peut seule faire disparaître.

Il est à peu près historiquement prouvé que la division de la
société romaine en Patriciens et Plébéiens fut le résultat des
origines diverses des citoyens qui composèrent ces deux
classes.

Les Patriciens prétendaient avoir une origine grecque : on
pense du moins assez généralement qu'ils descendaient des
Aborigènes qui vinrent, trois siècles avant la fondation de
Rome, envahir les bords du Tibre occupés alors par les Sicules
et se confondre avec ce peuple (1). Les Sicules et les Aborigènes réunis perdirent plus tard leurs noms pour celui de
Romains. A l'époque de Romulus, ils furent inquiétés par une
peuplade qui vint s'établir sur une colline voisine de leurs
possessions ; trop faibles pour se défendre de cette nouvelle
tribu, ils ouvrirent un asile et accueillirent les esclaves fugi-
tifs, les condamnés, les brigands des peuplades voisines, qui
vinrent ainsi augmenter leurs forces : les nouveaux venus formèrent le second élément de la population romaine, mais ne
se confondirent pas avec les autres habitants : ils habitaient
sur l'Aventin et au pied de cette colline : les premiers habitants, au contraire, couvraient le Palatin. Ce n'était cependant
qu'une seule ville divisée par une muraille : dans la partie la
plus élevée étaient les anciens habitants, dans l'autre les réfu-
giés. Les premiers conservèrent une sorte de prééminence sur

(1) Selon l'opinion la plus commune, les Aborigènes étaient une colonie
d'Arcadiens, et les Sicules une colonie de Dalmates (Bouillet, Dictionnaire
de l'antiquité, vᵗˢ *Aborigènes* et *Sicules*).

les seconds; c'était déjà deux ordres différents : c'est là l'origine des Patriciens et des Plébéiens (1).

Les Patriciens avaient leurs mœurs, leur Droit public et privé. Les Plébéiens ne participaient pas à la puissance publique; le Droit privé du Palatin ne leur était pas communiqué en entier : du moins il n'y avait pas entre les deux populations le *Connubium*.

Les étrangers qui étaient venus au secours des Aborigènes n'avaient amené avec eux qu'un petit nombre de femmes. Mais bientôt l'occasion de s'en procurer se présenta. Une fête en l'honneur de Neptune fut célébrée : les peuplades voisines accoururent pour y assister, et les Sabins en plus grand nombre que les autres.

Tout le monde connaît l'enlèvement des Sabines; les femmes enlevées, emmenées violemment dans la maison de leurs ravisseurs, furent traitées à l'égal des esclaves qu'on pouvait vendre et mettre à mort.

Telle fut l'origine de la *Manus*.

Les Patriciens conservèrent, au contraire, leur mariage d'origine grecque, fondé sur le Droit des gens et accompli avec certaines cérémonies : c'était le mariage sans *manus*, appelé aussi de nos jours, par quelques auteurs, mariage *libre*; dans ce mariage, la femme était élevée au rang de son mari, elle devenait pour lui *consors vitæ*.

Une loi de Romulus modifia plus tard les droits des Plébéiens sur leurs femmes, notamment en dispensant celles-ci des travaux les plus humiliants; mais si elles cessèrent d'être considérées comme de véritables esclaves soumises à la puissance d'un maître, elles restèrent du moins soumises à l'autorité maritale la plus sévère que l'on retrouve dans les législations anciennes. Dans ce mariage, la femme était *in mancipio* :

(1) Romulus, il est vrai, institua aussi des Chevaliers, mais ce ne fut que du temps des Gracques, ou même de Cicéron, qu'ils formèrent un ordre particulier (Rollin, Histoire romaine , tom. 1, chap. 2, art. 1, § 1.).

pour elle il n'y avait ni propriété, ni liberté ; elle ne pouvait rien acquérir et ne possédait qu'à titre de pécule (1).

Cette double origine des deux espèces de **mariage** (2) me paraît ne pouvoir être révoquée en doute.

Malgré l'institution toute politique des Patrons et des Clients par laquelle Romulus voulut arrêter la rivalité qui commençait à naître entre les Patriciens et les Plébéiens, l'origine grecque et l'origine italique ne s'effacèrent que lentement dans Rome, et il y eut longtemps (chose extraordinaire et dont l'histoire n'offre aucun autre exemple) deux villes dans une seule ville, deux peuples dans un seul peuple.

Mais toutes ces notions historiques ne nous donnent pas encore d'une manière suffisante la solution de la difficulté que nous voulons éclaircir : en d'autres termes, elles ne nous expliquent pas comment s'acquérait la *Manus*. La difficulté semble même se compliquer, puisque d'un côté nous attribuons le mariage libre aux Patriciens et d'un autre côté le mariage par *Confarreation* (qui pouvait donner naissance à la *Manus*) n'avait lieu qu'entre Patriciens. Quelques mots sur la *Confarreatio*, la *Coëmptio* et l'*Usus* éclairciront ces obscurités.

Cicéron et Ulpien nous avaient bien donné une idée des diverses manières dont la puissance maritale s'acquérait, et les auteurs qui ont écrit sur la législation romaine avaient fait sur cette partie du Droit de longs commentaires. La découverte des Institutes de Gaius (3), en donnant de nouveaux trésors à la science, a modifié en grande partie les idées que l'on avait eues jusqu'alors sur le Droit privé des Romains, notamment en ce qui concerne les mariages et la puissance maritale. L'importance du texte de Gaius, où il explique les diverses

(1) Hugo, Histoire du Droit Romain, § 101.

(2) Marezoll les appelle aussi mariage *rigoureux* et mariage *non rigoureux* (§ 141).

(3) En 1816, à Vérone, par Niebhür.

manières d'acquérir la *Manus*, nous engage à le reproduire en entier.

« COMMENT. I, § 109. . . . . . *In* manum *autem fœminœ*
« *tantùm conveniunt.* — 110. *Olim itaque tribus modis in* manum
« *conveniebant :* Usu, Farreo, Coëmptione. — 111. Usu *in*
« manum *conveniebat quœ anno continuo nupta perseverabat :*
« *nàm velut annuâ possesssione usucapiebatur, in familiam viri*
« *transibat, filiœque locum obtinebat : itaquè lege Duodecim Ta-*
« *bularum cautum erat, si qua nollet eo modo in* manum *mariti*
« *convenire, ut quotannis trinoctio abesset, atque ità* Usum *cujus-*
« *que anni interrumperet ; sed hoc totum Jus partim legibus subla-*
« *tum est et partìm ipsâ desuetudine oblitteratum est.* — 112.
« Farreo *in* manum *conveniunt per quoddam genus sacrificii in*
« *quo farreus panis adhibetur ; undè etiàm* Confarreatio *dicitur ;*
« *sed complura prœtereà hujus juris ordinandi gratiâ cum certis*
« *et solemnibus verbis, prœsentibus decem testibus aguntur et*
« *fiunt : quod jus etiam nostris temporibus* (1) *in usu est ; nàm*
« *Flamines Majores, id est, Diales, Martiales, Quirinales*......
« *sacrorum nisi*...... Confarreatio...... — 113. Coëmptione *in*
« manum *conveniunt per mancipationem, id est, per quamdam*
« *imaginariam venditionem, adhibitis non minùs quàm V testibus,*
« *civibus romanis puberibus, item libripende, prœter mulierem*
« *eumque cujus in* manum *convenit.* »

Chaque phrase du texte que je viens de rappeler a son importance : chaque phrase nous donne une notion historique ; toutefois il est à remarquer que Gaius ne fait pas remonter ses
réflexions au-delà de la loi des XII Tables. Le § 111 prouve
jusqu'à l'évidence que le mot *olim* dont il se sert dans le § 110
indique l'époque du Droit des Décemvirs.

Mais antérieurement, c'est-à-dire depuis l'époque que j'ai
indiquée comme étant celle où commença la distinction des

(1) Gaius était contemporains d'Adrien et de Marc-Aurèle (Bouillet, Dic-
tion. histor. v° *Caius Titus*) ; c'est-à-dire qu'il vivait entre l'année 117 et
l'année 180 après J.-C.

Patriciens et des Plébéiens, que s'est-il passé jusqu'à la loi des xii Tables?

Il semble qu'il existe ici une lacune comprenant la plus grande partie de la Royauté et le commencement de la République; mais une remarque bien simple suffit, je crois, pour la combler; c'est que la loi des xii Tables n'a pas, quant à l'état des personnes, créé des institutions ni des formalités nouvelles: elle n'a fait que transformer en lois écrites ce que l'usage avait déjà consacré (1). En examinant les diverses manières dont la *Manus* accompagnait le mariage après les xii Tables, à cette époque que Gaius désigne par le mot *olim*, on découvre par là même ce qui était en usage auparavant. C'est qu'en effet, je le répète, la loi des xii Tables eut un but qui n'est pas celui que lui ont attribué plusieurs auteurs: je ne pense pas que les Décemvirs aient eu mission d'établir des institutions nouvelles, des usages nouveaux, quant à l'état des personnes, mais seulement de rédiger en lois écrites les institutions déjà consacrées par l'usage, dans l'objet de fonder un droit unique, uniforme, commun aux deux ordres des Patriciens et des Plébéiens: en d'autres termes, quant au mariage et à ses effets, par exemple, on ne peut pas considérer la loi des xii Tables comme le commencement d'une période historique. Avant que les xii Tables fussent écrites, il y avait donc déjà le mariage avec *manus* et le mariage sans *manus*; il y avait donc aussi déjà plusieurs manières d'acquérir la *manus*, telles que la *Confarreatio*, la *Coëmptio* et l'*Usus*, dont parle Gaius.

1° *Confarreatio.* — Je n'entrerai pas dans le détail de la cérémonie qui se pratiquait: mais il faut remarquer dans quelle erreur on tomberait, si l'on croyait que la *Confarreatio* donnait toujours naissance à la *Manus*: il fallait bien qu'il en fût autrement, puisque les Patriciens se mariaient par *Confarreatio*, et cependant les matrones romaines n'étaient pas *in manu*. C'est qu'en effet il y eut des mariages par *Confarreatio*

(1) Hugo, § 50 et note 2; Mackeldey, § 23.

avec *manus* et des mariages par *Confarreatio* sans *manus* (1).
Rappelons-nous le texte de Gaius. Les époux en présence de
dix témoins font un sacrifice et mangent le *farreus panis* :
voilà le mariage accompli; mais la *Manus* n'existe pas encore,
complura prætereà... aguntur; il faut des paroles solennelles,
certis et solemnibus verbis. Ulpien est encore plus positif, car il
met en première ligne les paroles solennelles pour créer la
manus. Farreo convenit uxor in manum certis verbis *et testibus
decem præsentibus et solemni sacrificio facto in quo*, etc. (2). Il
est donc certain que la *Manus* résultait d'une convention,
d'un contrat verbal, quand le mariage se faisait par *Confarreatio.* Ce mode de mariage dut être, dans le principe, particulier aux Patriciens, car les enfants qui naissaient de cette
espèce d'union pouvaient seuls remplir les premières fonctions
sacerdotales (3).

2° *Coëmptio.* — Si la *conventio in manum* était facultative
dans la *Confarreatio*, il n'en était pas de même dans la *Coëmptio* : dans ce second mariage, elle existait de plein droit;
c'était le mariage des Plébéiens, c'était une véritable vente qui
rappelait l'esclavage dans lequel s'étaient trouvées les femmes
enlevées par les habitants de l'Aventin.

3° *Usus.* — Quant à l'*Usus*, il est bien évident que les Plébéiens seuls pouvaient ainsi *prescrire* leurs femmes et les avoir
in manu, après une possession annale (4).

(1) Une loi de Romulus sur le mariage était ainsi conçue : « Uxor Farrea-
« tione viro juncta, in sacra et bona ejus venito. » Ces mots *in sacra et bona
venire* ne sont-ils pas incompatibles avec la *Manus?* (Voy. Rollin, hist.
rom., tom. 1, chap. 2, art. 1, § 1).

(2) *Reg. tit.* 9.

(3) Voy. ci-dessus Gaius, § 112 *in fine*, et Hugo, § 342 et note 1.

(4) Hugo (§ 74), pense que les Patriciens pouvaient aussi prescrire leurs
femmes : cette opinion me semble trop absolue. Sans doute ils eurent cette
faculté après que le mariage entre Plébéiens et Patriciens fût permis, si la
femme prescrite était Plébéienne; mais ils ne pouvaient l'avoir avant que
ce mariage fût autorisé, car jamais une Patricienne ne put se prescrire
comme une *chose*.

Quel changement apporta la loi des xii Tables?

La loi des xii Tables fut le triomphe des Plébéiens sur les Patriciens; elle fondit en un seul droit écrit les droits coutumiers des deux ordres de citoyens. Chaque espèce de mariage devint commune à tous. La *Confarreatio*, avec ou sans *manus*, fut conservée; la *Coëmptio*, avec la *Conventio in manum* qui l'accompagnait forcément, le fut aussi; quant à l'*Usus*, la loi des xii Tables établit qu'il pourrait être interrompu chaque année (1).

La *Confarreatio* disparut peu à peu de Rome, et sous Tibère on ne trouvait que difficilement trois Flamines nés d'une union semblable (2). Quant à la *Coëmptio*, on en retrouvait à peine quelque trace du temps de Cicéron (3). Quant à l'*Usus*, Hugo (4) pense que c'est la loi *Julia de maritandis ordinibus* (publiée sous Auguste, 17 ans avant J. C.) qui l'abolit entièrement. Ainsi, toutes ces antiques solennités, toutes ces formalités disparurent successivement pour faire place au mariage par simple consentement (*nuptias consensus facit*), tel qu'on le trouve réglé, avec tous ses effets, dans le droit de Justinien (5).

Mais la fusion qu'avaient eue en vue les Décemvirs ne s'opéra que lorsque la loi *Canuleia* eût permis le mariage entre Patriciens et Plébéiens (6).

On comprendra pourquoi je suis entré dans ces détails sur les diverses espèces de mariages et sur la différence à faire

(1) Voy. ci-dessus Gaius, § 111.

(2) Tacite, annales, *lib.* 4, *cap.* 16. — Heineccius, *Antiq. lib* 1, *tit.* 10, § 9.

(3) Heineccius, *ibid*. § 10.

(4) § 295.

(5) La *conventio in manum* disparut peu à peu sous le gouvernement impérial, mais sans qu'on puisse fixer à quelle époque. Marezoll, § 141.

(6) An 309 de Rome. Voy. Bouillet, v^is *Canuleius*, *Canuleia*, et Rollin, tom. 2, liv. 5, § 2.

entre ceux qui donnaient et ceux qui ne donnaient pas naissance à la *Manus*, si l'on se rappelle que j'ai indiqué plus haut
la position de la femme par rapport à son mari dans l'un et
l'autre cas et expliqué que la Dot a dû prendre naissance dans
le mariage sans *manus* avec lequel seul elle pouvait se concilier, surtout dans le principe, c'est-à-dire lorsque le mariage
libre était le privilége des riches Patriciens. Ainsi, l'origine et
les phases du mariage *libre* nous montrent l'origine et les phases
de la Dotalité ; et ce qui prouve, en résumé, qu'il est impossible de se tromper à cet égard, c'est que, d'un côté, il est
historiquement établi que la Dot était en usage à Rome, dès
les temps les plus anciens, à l'époque où la *Manus* conservait
encore toute sa rigueur primitive (1), et que, d'un autre côté,
il est incontestable que la Dot devait être incompatible avec la
Manus (2).

La loi des xii Tables (ou du moins les fragments de cette loi
qui sont parvenus jusqu'à nous) sont entièrement muets sur la
Dot (3). Il y a, selon moi, deux manières d'expliquer ce
silence. Ou il était question de la Dot dans la Table iv (*de Jure
patrio et connubii* (4)) et les dispositions qui y étaient relatives,
nous sont restées inconnues ; ou il faut attribuer ce silence à
la manière même dont ces lois ont été rédigées. Si l'on admet

---

(1) D'après une loi de Romulus, les clients devaient fournir des *Dots* aux
filles de leurs patrons, si ceux-ci n'étaient pas en état de le faire. Bouillet,
vo *Clients* ; Rollin, tom. 1, chap. 2, art. 1, § 1.

(2) Un professeur (Revue de législation, tom. 7, pag. 313) a pensé que la
Dot était née d'une assimilation de ce qui avait lieu dans la *Manus*, au mariage libre. Cette idée ne me paraît pas fort juste, car il faudrait admettre
alors que la Dot, chez les Romains, n'a commencé à exister qu'après l'époque à laquelle la *Manus* prit naissance : or, l'histoire prouve au contraire
que la Dot est aussi ancienne (sinon plus ancienne) que la *Manus*.

(3) Hugo, § 102.

(4) S'il était question de la Dot dans la loi des xii Tables, ce ne pouvait
être que dans cette 4me Table, toutes les autres étant entièrement étran-
gères au mariage. Voy. dans les *Fontes* iv, *jur. civ. de* Jacob. Godefroy,
e tableau synoptique de la loi des xii Tables.

en effet, ainsi que je l'ai dit plus haut, que la loi des xıı
Tables ait eu pour but unique de soumettre les deux ordres de
l'état à un seul et même Droit privé, elle n'eut, en quelque
sorte, rien à créer et en se bornant à poser des principes
généraux déjà établis par la coutume, il résultait nécessairement de là l'application des principes secondaires de cette même
coutume. Ainsi, en posant les principes généraux du mariage,
il devenait facile de déduire les conséquences de ces principes
et de les appliquer aux accessoires du mariage, à la Dot, par
exemple (1). Cette seconde manière d'interpréter le silence de
la loi des xıı Tables sur la Dot me semble préférable, d'autant
mieux que si l'on admettait que ses dispositions ne nous sont
pas parvenues, comme les autres textes des lois romaines, il
devrait paraître extraordinaire, au moins, que les anciens
jurisconsultes, Ulpien, Gaius, Cicéron même, n'en eussent pas
parlé, comme ils ont parlé de tant d'autres matières du Droit :
ainsi, je crois qu'à cet égard la science n'a pas de regrets à
exercer. — Ce n'est donc que postérieurement à la loi des xıı
Tables que nous trouverons des textes de lois relatifs à la Dot,
lorsque nous aurons à en examiner les principes dans les
chapitres suivants.

Heineccius (2) fait remarquer que la Dot était si indispensable à Rome, que c'était par elle seule, en quelque sorte,
que le Mariage (*Matrimonium*) se distinguait du Concubinat
(*Concubinatus*). Nous trouvons, en effet, dans les lois romaines un grand nombre de textes desquels il résulte que la
Dot ne pouvait avoir lieu que dans le *Matrimonium* (3) et dans
un Mariage valable (4). Cette réflexion d'Heineccius est d'autant plus juste que les effets du Concubinat ne ressemblaient

(1) Guérard, p. 373-374, est de cette opinion.

(2) *Antiq. Rom. lib. 2, tit. 8, § 3.*

(3) *Ubicumquè matrimonii nomen non est, nec dos est. L. 3. ff. de Jur.
dot.*

(4) LL. 21 ; 43 pr. ; 76 in fine , ff. de Jur dot. — L. 4, § 2, ff. de Pact.

en rien à ceux du *Matrimonium*, quant à la position de la femme par rapport à son mari, quant aux droits de filiation qui en résultaient, etc. (1). On comprendra encore combien la Dot dût être importante, surtout jusqu'à l'époque de Justinien, pour distinguer le Mariage d'avec le Concubinat (*inæquale conjugium*), si l'on remarque que le Concubinat avait lieu, en général, entre un homme d'une condition élevée et une femme de basse condition; et ce ne fut que par les Novelles 74, chap. 4, et 117, chap. 4, que les *dotalia instrumenta* furent exigés pour le Mariage des personnes d'un certain rang et purent ainsi établir entre le Mariage et le Concubinat une différence que la Dot seule avait pû faire jusqu'alors.

Cependant le motif donné par l'auteur des *Antiquités romaines* n'est pas le seul par lequel on doive expliquer la place importante que la Dot occupa dans la législation romaine et la faveur dont elle a joui (2), faveur si inouïe qu'on a pu dire que Rome avait été la terre classique de la Dotalité. Nous trouvons, non seulement dans les commentateurs, mais même dans les textes du corps de Droit Romain, la preuve que la faveur dont jouisssait la Dot avait un motif qui tenait surtout à l'intérêt public; on peut même dire que les dispositions de la loi sur la Dot eurent, du moins sous Auguste, un but essentiellement politique, celui de faciliter les mariages qui donnaient des enfants à la République (3) : je reviendrai sur ce point.

Avant de terminer ce chapitre, je dois faire remarquer qu'on a quelquefois par erreur confondu avec la Dot (*Dos*) ce que les Romains appelaient *Dona nuptialia*, *Munera nuptialia*. Il

---

(1) Quinon, n° 45.

(2) *Dotium causa semper et ubiquè præcipua est : L. 1, ff solut. matrim. — In ambiguis, pro dotibus respondere melius est : L. 85 ff. de Reg. Jur. — L. 9, § 1, et 70 ff. de Jur. Dot. — L. Ult. C. ad S. C. Vell.*

(3) *L. 2 ff. de Jur. Dot. — L. 1 ff. solut. matrim. — LL. 17, § 1 et 18 ff. de reb. auct. jud. — L. 7, § 3 ff. de bonis damnat.*

était d'usage que chacun des convives invités aux fêtes du mariage offrit un cadeau, quelque minime qu'il fût, à l'époux et à l'épouse, pour leur témoigner l'intérêt qu'il prenait à leur union. C'était là ce que l'on appelait *Munera nuptialia*. Il en est fait mention dans la loi 1, § 5, *ff de tut. et ration. distrah.* et dans la loi 13 , § 2, *ff de administr. et peric. tut.* (1). Bien que ce ne fût là que de simples cadeaux, ils étaient quelquefois si considérables qu'ils auraient pû tenir lieu de Dot à l'épouse (2). — L'expression de *Munera nuptialia* est employée dans un sens un peu différent par Ulpien (3) qui s'en sert pour désigner les cadeaux faits par le mari lui-même à sa future avant le mariage. Dans tous les cas, il suffit de remarquer qu'aucune des règles de la Dot ne saurait s'appliquer à ces *Dona nuptialia* qui restaient à la femme comme une propriété privée, particulière, paraphernale en un mot (4).

Il est temps à présent de montrer les développements successifs des principes dominants de la Dotalité romaine; ce sera seulement après l'exposé que je vais en faire qu'on pourra avoir une juste idée des caractères du Régime Dotal du Droit Romain.

(1) Voy. aussi Brisson, *de Ritu nuptiarum (in fine)*.

(2) Pline le jeune fit ainsi à la fille de Quintilien, à l'occasion de son mariage avec Nonius Celer, un cadeau de 50,000 sesterces (1 million). Voy. Heinecclus, *Antiq. rom.*, lib. 2, tit. 7, § 8. — Bouillet, vº *Pline le jeune*.

(3) *L. 194 ff. de verb. signif.*

(4) Montesquieu (Esprit des lois, liv. 7, chap. 15), dit que les Dots doivent être médiocres dans les Républiques où le luxe ne doit pas régner. Ces principes n'étaient pas suivis à Rome : l'histoire atteste en effet que les Dots y furent en général très-considérables. Ainsi, la seconde femme de Paul-Emile lui apporta en Dot 25 Talens (plus de 120,000 fr.). Voy. Heineccius, *Antiq. Rom.*, lib. 2, tit 8, § 3.

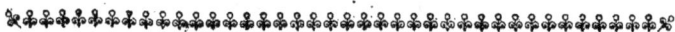

CHAPITRE II.

Objet de la Dot. Espèces de Dot. Formes de la constitution de Dot.

LA Dot étant donnée au mari pour l'aider à supporter les charges du mariage, tout ce qui pouvait augmenter la fortune du mari pouvait être l'objet d'une Dot. Ainsi, on pouvait constituer en Dot :

1° Des biens corporels de toute nature ;

2° Un droit réel, comme un usufruit (1) ;

3° La renonciation, *dotis causâ*, à un droit réel d'usufruit, par exemple (2) ;

4° La renonciation à une créance contre le mari (3) ;

5° La renonciation par la femme elle-même, *dotis causâ*, en faveur de son mari, à un droit qui lui était déféré par testament, par exemple, comme dans le cas de la loi 14 , § 3 , *ff de fund. dot.* ;

(1) *Loi 7 , § 2 , ff de Jur. dot.*

(2) *Loi 57 ff Solut. matrim.*

(3) *LL. 12 : § 2 et 41 , § 2 , ff de Jur. dot.*

6° Enfin , la femme pouvait se constituer en Dot toute sa fortune , ou une partie seulement (1).

Ces principes sont ceux du Digeste ; mais ils ne comprenaient pas un cas qui pouvait cependant se présenter fréquemment , celui où la personne qui devait ou voulait constituer une Dot, ne pouvait le faire qu'au moyen d'un transport de créances, parce qu'elle n'avait pas d'autres biens dont elle pût ou voulût disposer : cette lacune fût comblée par une constitution des empereurs Valérien et Gallien , de l'année 261, qui ajouta aux diverses choses qui pouvaient faire l'objet d'une Dot, les créances contre des tiers (2). Cette partie des principes de la Dot ne varia plus depuis cette époque, car on ne trouve aucune disposition législative ultérieure qui y soit relative (3).

On a toujours distingué en Droit Romain trois sortes de Dot : la Dot *profectice* , la Dot *adventice* et la Dot *réceptice*.

La Dot *profectice* était celle qui était donnée par le père ou le grand père paternel de la femme (4) , ou celle qu'ils chargeaient un tiers de constituer en leur nom (5).

La Dot *adventice* était celle que la femme se constituait sur ses biens particuliers quand elle en avait (6), ou qui lui était constituée par un tiers (7).

(1) *LL. 72 pr. ff et 4 , Cod. de Jur. dot.*

(2) *L 2 , C. de oblig. et action.*

(3) Il est inutile de faire remarquer que le mari lui-même ne pouvait directement recevoir la Dot que s'il était *sui juris*. Si , au contraire , il était encore sous la puissance paternelle, la Dot était remise au *paterfamiliàs* (L. 57 , ff du Jur. dot.).

(4) Ulpien . vi , 3. L. 5 , pr. ff de Jur. dot.

(5) *Dict. leg. § 1.*

(6) *Dict. leg. § 11 , in fine.*

(7) *Dict. leg. §§ 9 et 14. — Ulp. loc. citat*

Enfin, la Dot *réceptice* était celle qui était donnée avec stipulation de la part du constituant qu'elle lui retournerait après
la dissolution du mariage (1).

Il ne faudrait pas croire que ces distinctions entre les
diverses espèces de Dot fussent purement subtiles (comme
tant d'autres que l'on rencontre dans le Droit Romain), ou
bien inventées par les docteurs qui ont commenté les lois
romaines, et qu'elles fussent sans utilité dans la pratique. La
considération de la personne qui avait constitué la Dot influait
en effet d'une manière remarquable sur les règles à suivre
dans le cas de sa restitution (2). Cependant, du temps de Justinien, ces distinctions ne paraissent plus d'une manière aussi
marquée et en se servant des expressions de Dot *adventice*,
Dot *profectice*, l'empereur semble se reporter à une époque
déjà ancienne : *Secundùm veteris juris nominationem* (3).

Bien que la constitution de Dot ne fût qu'une chose accessoire dans le mariage et ne pût être mise au nombre des conditions essentielles de sa validité, la faveur dont jouissait le
mariage et le but qu'on se proposait en le favorisant, firent
imposer à certaines personnes l'obligation de faire des constitutions de Dot.

C'est ici le cas de rappeler deux lois célèbres portées sous
Auguste, les lois *Julia de maritandis ordinibus* et *Pappia Poppæa*
qui sont, d'après l'avis de Hugo (4), les plus importantes,
sous le rapport du droit civil, de celles rendues dans le cours
de la troisième période et même de toutes celles rendues

---

(1) *L.* 31, § 2, *ff de mortis causâ donat.* Ulp. vi, 5. — Voy. aussi
l. *unic.* § 13 *C. de rei uxor. act.*

(2) Voy. sur ce point Hugo, § 332.

(3) *L. unic.*, § 1, *C. de rei uxor. action.*

(4) § 295.

depuis les xii Tables : elles furent publiées dix-sept ans avant J. C. (1).

Au commencement de l'Empire, le nombre des citoyens romains se trouvaient considérablement diminué (2) par suite des guerres civiles des Triumvirats, et des proscriptions. Les mœurs commençaient aussi à se relâcher, et les citoyens devenaient de plus en plus éloignés du mariage : il était indispensable de remédier à ce mal.

Ce que Jules-César n'avait fait que commencer en rétablissant la Censure, Auguste l'accomplit. Cependant les lois qu'il fit sur la propagation de l'espèce, n'atteignirent qu'incomplètement le but qu'il s'était proposé ; sous les Empereurs qui lui succédèrent, la corruption des mœurs reprit le dessus et lorsque quatre siècles plus tard (438 ans après J.-C.), Théodose ii les abrogea, il y avait déjà longtemps qu'elles étaient tombées en désuétude.

La loi *Julia* (ainsi appelée du nom de l'Empereur lui-même) et la loi *Pappia Poppœa* (à laquelle les Consuls M. Papius et Q. Poppœus donnèrent leurs noms), créèrent des privilèges et des prérogatives pour les personnes mariées, principalement en faveur de celles qui avaient le plus grand nombre d'enfants : elles établirent aussi des peines tout à la fois pour ceux qui restaient dans le célibat et pour ceux qui, quoique mariés, n'avaient pas d'enfants (3). La seule disposition de la loi *Julia*

---

(1) On peut consulter sur les lois *Julia de marit. ordin.* et *Pappia Poppœa* : Heineccius *(Ant. rom.)*, J. Godefroy *(Fontes iv jur. civ.)*, Montesquieu (Esprit des Lois, Liv. 23, chap. 21), Hugo (§ 295, etc.). — Il paraît qu'outre ces deux lois, on publia en même temps les lois *Julia de caducis, caducaria, de pœnis cœlibatûs et orbitatis*, créées dans le même but (Hugo, *ubi sup.*) : Tacite leur donne la dénomination commune de *Juliæ Rogationes (annal. lib. 3, cap. 25)*. Ulpien les cite en différents endroits *(Regular. tit. 13, 14, 16, etc)*.

(2) Il n'y avait alors que 150,000 chefs de famille.

(3) On retrouve quelques unes de ces dispositions rapportées dans Tacite (Annal. *lib. 2, cap. 51*), ou reproduites dans les lois 6, § 5 *ff de decur.* et

que j'aie à rappeler , parce que c'est la seule qui se rapporte au sujet que je traite, est celle qui est reproduite dans le Digeste (1) comme étant le trente-cinquième chef de cette loi et d'après laquelle le père ou l'aïeul légitime était dans l'obligation de doter leur fille ou leur petite fille qui se mariait (2). Ce n'était pas là le moyen le moins puissant pour engager les hommes à se marier, et il paraît que si ces prescriptions ne furent reçues d'abord qu'avec difficulté parmi les citoyens romains (3), les effets qu'elles produisirent n'en furent pas moins très-avantageux, car il semble résulter de la loi 19 *ff. de ritu nuptiarum* déjà citée, que les Empereurs Sévère et Antonin prirent soin plus tard de les rappeler ou de les confirmer.

Cette obligation imposée par la loi *Julia* au père ou à l'aïeul de doter leur fille ou leur petite fille , fait époque dans l'histoire du Régime Dotal , et l'on peut remarquer ici, comme dans bien d'autres circonstances , que les lois romaines les plus importantes furent presque toujours créées dans un but uniquement politique.

Le père et l'aïeul n'étaient toutefois obligés de constituer une Dot qu'en proportion de leur fortune (4).

Une restriction non moins importante que la précédente fut apportée à la loi *Julia* par une Constitution de Justinien (5),

---

filiis eorum ; 2, *ff de minor.* 25 *ann. ;* 1, § 5 *et* 2, § 1, *ff de vacat. et excus. muner.* — Ulp. *Reg.* XVI , 1 ; XXIX , 3 , etc.

(1) *L.* 19 *de ritu nuptiarum.*

(2) Voy. aussi *l.* 6 *ff* de *collation.*

(3) Montesquieu , Esprit des Lois , liv. 23 , chap. 21.

(4) *LL.* 60 *et* 69 , § 4 *et* 5 , *ff de Jur. dot.* Il est probable que cette restriction ne fut pas consignée dans la loi *Julia* elle-même , mais qu'elle ne fut établie que postérieurement.

(5) C'est par erreur que dans quelques Corps de Droit Romain , notamment dans le *Corpus academicum parisiense* , cette loi est indiquée comme étant de Justin , car elle porte la date de 530 , et Justin était mort dès 527.

de l'année 530, qui limita l'obligation du père ou de l'aïeul au cas où la future n'aurait pas elle-même des biens particuliers (1).

Enfin, une Constitution des Empereurs Dioclétien et Maximien, de l'année 287 (2) (confirmée plus tard par une Constitution de Justinien, en 530) (3), étendit à la mère, mais seulement pour des motifs graves, l'obligation que le Chapitre 35 de la loi *Julia* n'avait imposée qu'au père et à l'aïeul (4).

Dans l'ancien droit, la Dot pouvait être constituée de trois manières (5). Elle pouvait l'être :

1° Par *Promissio dotis*, c'est-à-dire au moyen d'une stipulation ou obligation verbale, contenant promesse d'une Dot (6).

2° Par *Dictio dotis*, c'est-à-dire par une promesse faite en termes solennels et consacrés (7). Ce qui la distinguait de la *Promissio dotis*, c'était, outre la solennité des termes, qu'elle

(1) *L. 7 C. de dot. promiss.*

(2) Si ce n'est plus tôt (Marezoll, § 147).

(3) *L. 19, § 1, C. de hœret. et manich.*

(4) *L. 14, C. de Jur. Dot.* Ce serait une question difficile, mais intéressante à examiner, que celle de savoir si la femme était obligée de se constituer à elle-même une Dot, lorsqu'elle avait de la fortune. Sans vouloir émettre ici une opinion bien formelle, je pencherais pour l'affirmative. Le but de la loi *Julia* était de favoriser les mariages : un des meilleurs moyens à employer pour atteindre le but qu'on se proposait fut de faire de la Dot un accessoire obligé de tout mariage. Si une règle de justice dut faire dispenser le père de constituer une Dot à sa fille, quand elle avait une fortune personnelle, cette dernière devait alors être obligée de se faire elle-même une constitution de Dot : sans cela, dans un grand nombre de cas, le but de la loi n'eût pas été atteint (Voy. les lois 52, *ff de admin. et peric. tut.* et 9 *C. id.* qui peuvent fournir un argument en faveur de cette opinion).

(5) Ulpien, vi, 1 *et* 2.

(6) Heineccius, *Antiq. lib.* 2, *tit.* 8, § 5.

(7) Heineccius, *ibid*, § 6.

ne pouvait être valable qu'entre certaines personnes, telles que la femme, son père et ses débiteurs (1).

3° Enfin par *Datio dotis*, c'est-à-dire par une tradition réelle de ce qui faisait l'objet de la Dot (2).

Ces trois manières de constituer la Dot subsistèrent jusqu'à une Constitution des Empereurs Théodose et Valentinien, en 428, d'après laquelle la simple promesse de Dot, sans *Stipulatio*, ni *Dictio dotis*, devint valable et put donner lieu à une action (3). Ainsi disparut cette distinction tout à fait inutile qui existait entre la *Dictio dotis* et la *Promissio dotis* et qu'on ne peut expliquer que par l'amour des Romains pour les formalités. Quant à la *Datio dotis*, elle conserva sous Justinien le même caractère qu'elle avait auparavant.

Le mari eut bien toujours le droit de revendiquer la Dot contre tout possesseur, même contre sa femme, soit par l'action en *revendication* (4), soit par l'action *publicienne* (5); mais néanmoins pendant plusieurs siècles il dût arriver souvent que la constitution de Dot fût illusoire, faute de garanties accordées au mari, soit pour en exiger le paiement de ceux qui l'avaient constituée, soit pour être indemnisé du retard qu'il éprouvait à la recevoir, ou de l'éviction qui venait l'en priver. Et l'on peut se demander comment il pût se faire qu'on ne cherchât pas plus tôt à mettre un terme à ces inconvénients. Ce ne fût, en effet, qu'en l'année 202 qu'une Constitution des Empereurs

(1) Ant. Hotman, *de veteri ritu nupt. cap.* 5. Hugo, § 234.

(2) Dans le cas de *Dation* d'une Dot consistant en argent ou tout autre objet mobilier, l'usage général était, dans les premiers temps, de la déposer la veille ou l'avant-veille du mariage entre les mains des Auspices ou Augures que l'on consultait et qui la rendaient ensuite au mari, le lendemain de la célébration (Heineccius, *ibid*, § 4. — Hotman, *ibid*, *Cap.* IV).

(3) L. 6, *C. de Dot. promiss.*

(4) L. 24 ff *de act. rer. amot.* et L. 11 C. *de Jur. dot.*

(5) L. 3, § 1, ff *de public. in rem. action.*

Sévère et Antonin vint accorder au mari une première sûreté,
en décidant qu'en cas d'éviction de la Dot, il aurait une
garantie contre ceux qui l'auraient constituée (1), et ce fût
seulement trois siècles et demi plus tard, en 530, que Justinien
décida que le débiteur de la Dot, en retard de la payer, en
devrait les intérêts (2), et ce qui était le plus important encore,
que celui à qui une Dot aurait été promise aurait, à raison de
ce, une hypothèque légale sur les biens du constituant (3). Par
là furent complétées les sûretés accordées au mari, et il était
d'autant plus juste et d'autant plus logique qu'il en fut ainsi,
qu'à cette même époque (de l'année 528 à l'année 531) Justinien accorda successivement à la femme plusieurs sûretés pour
la restitution de sa Dot (voy. ci-après chap. iv). La loi donnant
plus de garanties à la femme contre son mari, devait en accorder davantage aussi au mari contre les débiteurs de la Dot,
sans quoi il aurait pû arriver souvent que la garantie de la
femme eût été illusoire.

(1) *L. 1 C. de Jur. dot.*

(2) Pour la quotité des intérêts, selon la nature des objets constitués en
Dot , voy. la *L. 31, § 2 C. de Jure dot.*

(3) *L. unic. § 1. C. de rei uxor. action.*

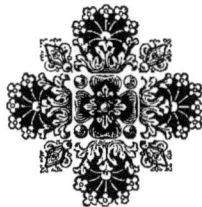

CHAPITRE III.

Inaliénabilité de la Dot Immobilière. Loi *Julia de fundo dotali.*

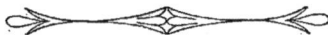

D'après le Droit de Justinien, la Dot, pendant le mariage, appartenait-elle au mari ou à la femme? Cette question qui, au premier abord, paraît bien simple, a cependant, à toutes les époques, divisé les auteurs.

Les uns ont pensé que le mari était propriétaire de la Dot, quand elle consistait en choses fongibles ou lorsqu'elle lui avait été remise *venditionis causâ,* et que dans tous les autres cas la femme avait la vraie propriété (*dominium naturale*) de la Dot, tandis que le mari n'en avait qu'une propriété fictive (*dominium civile*). C'est l'opinion la plus répandue, notamment celle de Cujas (1).

D'autres ont considéré le mari comme unique propriétaire de la Dot et n'ont accordé à la femme qu'une action en restitution (2).

(1) *Observ. et Emendat. lib.* x, *Cap.* 32.
(2) C'est sans doute par erreur que Mackeldey (§ 521, note 5, n° 2) attribue cette opinion à Cujas.

D'autres ont prétendu que la femme conservait pendant le mariage la propriété de la Dot et que le mari n'en avait que l'usufruit et l'administration.

D'autres enfin ont dit que le mari était toujours propriétaire de la Dot, mais que la femme pouvant, après la dissolution du mariage, en demander la restitution, on pouvait aussi considérer la Dot comme faisant partie des biens de la femme, ce qui revient à dire qu'ils en sont propriétaires tous les deux, et cette dernière opinion rentre ainsi dans la première (1).

Il me semble que ce point de droit n'aurait pas dû faire naître tant de difficultés. Les explications qui vont suivre montreront que les droits de propriété sur la Dot ont eu successivement trois caractères différents, et que la Dot, après avoir été complètement la propriété du mari, a fini par rester, pendant le mariage, la propriété de la femme seule. Notons au surplus que toutes les discussions qui ont eu lieu sur ce point ont toujours été presque purement théoriques et ont rarement influé sur l'application de la loi.

Les lois en vertu desquelles le mari administrait les biens dotaux et en percevait les fruits, n'offrent qu'une importance de doctrine et sont sans intérêt historique ; il en est de même du droit qu'il avait d'exercer les actions dotales et d'aliéner la Dot mobilière. Mais le point sur lequel nous devons fixer ici notre attention, c'est l'*Inaliénabilité de la Dot immobilière*, qui est un des caractères principaux du Régime Dotal des Romains

On est généralement assez porté à considérer la loi *Julia de fundo dotali*, qui prohiba l'aliénation de l'immeuble dotal, comme ayant changé entièrement le système ancien de la Dotalité romaine : en d'autres termes, on la regarde comme le fondement d'un Droit tout à fait nouveau. C'est une erreur, à mon avis.

(1) Mackeldey, même § 521.

Avant Auguste, il est vrai, l'inaliénabilité de la Dot n'était point expresse ou formulée dans un texte écrit. Est-ce à dire pour cela qu'il dépendît du mari ou de la femme, ou même des deux époux ensemble, de consommer ou détruire la Dot pendant la durée du mariage, de telle sorte qu'elle n'existât plus à la dissolution? Bien loin qu'il en fût ainsi, la Dot devait toujours exister à la fin du mariage, et si cela ne résultait pas d'une disposition formelle de la loi, c'était du moins une conséquence forcée des autres principes de la Dot.

Le mari était propriétaire absolu de la Dot; c'est à lui qu'elle avait été remise en toute propriété; il pouvait en disposer à son gré, la donner, l'échanger, la vendre, la détruire: mais à la dissolution du mariage, il restait toujours débiteur, sur ses propres biens, envers sa femme, de la valeur de cette Dot. — Quant à la femme, n'étant pas propriétaire de la Dot, il est évident qu'elle ne pouvait en disposer. Elle ne pouvait pas même, avant la fin du mariage, en demander la restitution à son mari, et le mari ne pouvait la lui restituer volontairement avant cette époque. C'eût été une véritable donation entre époux défendue par la loi (1).

Il résultait évidemment de là que la Dot, ou du moins sa valeur représentée par une créance de la femme sur les biens de son mari, existait nécessairement à la dissolution du mariage. La conservation de la Dot était donc déjà, sinon dans le texte, du moins dans l'esprit de la loi. Mais il devait arriver souvent que son but n'était pas atteint: lorsque la Dot n'existait plus en nature à la fin du mariage et ne consistait que dans une créance contre le mari, si ce dernier était insolvable, la Dot était entièrement perdue pour la femme.

(1) Il y avait cependant, d'après le Digeste, certains cas où le mari *pouvait*, pendant le mariage, restituer la Dot. Voy. L. 20, *ff solut. matrim.* et L. 73, § 1, *ff de Jur. dot.* Voy. aussi le chap. 4 ci-après où il est parlé de la Restitution de la Dot *ob infortunium mariti.*

C'est à cet inconvénient que voulut remédier l'Empereur Auguste (1) en prohibant l'aliénation et l'hypothèque de l'immeuble dotal : si la femme ne pouvait, pendant le mariage, augmenter sa fortune, ne fallait-il pas au moins qu'elle ne pût être anéantie et que la restitution de sa Dot lui fut assurée?

Cette loi qui formait le vingt-neuvième chef de la loi *Julia de adulteriis*, était ainsi conçue : « *dotale prœdium italicum maritus invitâ uxore ne alienato, neve consentiente illâ obligato* (2). » Elle fut publiée 17 ans avant J.-C., c'est-à-dire la même année que les lois *Julia de marit. ordin.* et *Pappia Poppœa* : aussi est-il facile de voir qu'elle fut créée dans le même esprit que ces deux dernières, c'est-à-dire pour faciliter les mariages. Après avoir, dans l'intérêt de la procréation des enfants, établi des peines contre le célibat et créé des privilèges en faveur du mariage, le législateur n'avait pas tout fait pour atteindre le but qu'il s'était proposé : il fallait encore que les Dots fussent conservées, pour qu'après la dissolution d'un premier mariage, elles pussent rendre plus facile pour les veuves une seconde union : le jurisconsulte Paul, dans la loi 2 *ff de jur. dot.*, indique clairement que la loi a eu en vue les seconds mariages, lorsqu'il dit : « *Reipublicœ interest mulierum dotes salvas esse propter quas nubere possunt* (3). »

Le principe de l'inaliénabilité ne fut cependant pas dans la loi *Julia* posé d'une manière absolue. On vient de voir par son texte, premièrement que la prohibition nouvelle ne s'appliquait qu'aux immeubles *(Fundum)*, en sorte que la règle du droit

---

(1) Il paraît que quelques auteurs ont attribué la loi *Julia de adulteriis* à Jules César. Brisson *(ad. leg. Jul. de adult.)* démontre que c'est une erreur.

(2) Paul, *Sentent.*, *lib.* II, *tit.* XXI, B. — Brisson, *Select. ex jur. civ.*, *lib* 1, *ad. l. Jul. de adult.* — Voy. aussi L. 4 *ff de fund. dot.* ; L. 42 *ff de usurp. et usuc.*

(3) Voy. aussi : L. 18 *ff de reb. auctor. jud.* ; L. 1 *ff solut. matrim,*

commun continuait à subsister à l'égard des Dots mobilières (1), et en second lieu, que cette prohibition était limitée aux immeubles situés en Italie : la raison de cette différence établie entre les fonds italiques et les fonds situés dans les provinces, nous est donnée par Heineccius (2) : « *Cur verò ad sola* « *prœdia italica hœc lex pertinuerit, facilè patet. Sola prœdia* « *italica poterant usucapi, non item provincialia* (3). *Hinc* « *non necesse erat ut viro alienatio prœdii dotalis provincialis* « *interdiceretur, quùm hoc ab uxore, soluto matrimonio, facilè* « *posset vindicari, nullaque ei opponi posset exceptio usuca-* « *pionis* (4). »

Ce n'était toutefois qu'à défaut du consentement de la femme que le mari ne pouvait aliéner le fonds dotal italique : l'aliénation lui était permise, si elle y consentait. Mais il n'en était pas de même pour l'hypothèque : la prohibition d'hypothéquer le fonds dotal italique était si absolue, que même avec le consentement de la femme (*neve consentiente eà*), le mari ne pouvait consentir une hypothèque sur cet immeuble.

Mais pourquoi cette différence? Pourquoi l'hypothèque fut-elle plus sévèrement défendue que l'aliénation? On en donne assez généralement cette raison que la femme aurait consenti plus facilement à une hypothèque qui n'offre pas un danger actuel, qu'à une aliénation par laquelle on est dépouillé immédiatement (5). Mais cette raison, quelque judicieuse qu'elle soit, ne me satisfait pas complètement. Comment admettre,

---

(1) J. Godefroy, *Fontes* IV. *jur. civ.* — Brisson, *ubi suprà.* — Voy. d'ailleurs les lois 42 *ff de jur. dot.* ; 3, *C. de jur. dot.*, et 1, *C. de serv. pignor. dat.*

(2) *Antiq. Rom. lib.* 2, *tit.* 8, § 9.

(3) Quinon, n° 205 et notes.

(4) Brisson *ubi suprà.* — Gaius *(Comment.* II, 63*)* met en doute si d'après la loi *Julia* la prohibition d'aliéner le fonds dotal ne s'étendait pas aussi aux immeubles situés dans les provinces de l'Empire. Il est fâcheux que Gaius ne nous ait pas fait connaître d'où lui venait son doute.

(5) Brisson, *ibid.*

en effet , que le motif de la loi n'ait été que l'imprévoyance
supposée des femmes? Je ne peux croire que cette différence
que nous remarquons dans la loi *Julia* ne soit que le résultat
d'une étude qui aurait été faite du caractère des femmes
romaines. Ne pourrait-on pas dire, avec quelque fondement,
que le consentement donné par la femme à son mari, pour
hypothéquer le fonds dotal, était regardé par la loi comme une
véritable *intercession* de sa part?

En effet, ce fut aussi sous Auguste qu'on commença à dé-
clarer les femmes incapables de s'obliger pour leurs maris (1).
Par suite de cette incapacité, elles n'auraient pu, par exemple, consentir dans l'intérêt de leurs maris, des hypothèques
sur leurs immeubles paraphernaux (2) : il était dès lors logique
qu'on considérât comme nul le consentement qu'elles auraient
donné à ce que leurs maris hypothéquassent les fonds dotaux :
car le plus souvent cette hypothèque eût été uniquement en
faveur des créanciers du mari.

La loi *Julia*, d'après la remarque qu'en a faite Hugo (3),
fournit un des premiers exemples d'une restriction apposée
dans l'intérêt des mœurs à l'exercice du droit de propriété.
Et si le mari, même d'après les principes de la loi *Julia*, était
encore le véritable propriétaire de la Dot (4), il faut cependant voir dans le droit accordé à la femme d'empêcher, par sa
seule volonté, l'aliénation de son immeuble dotal, la naissance

(1) Un édit de Claude confirma cette incapacité dont tous les principes
furent ensuite développés dans le S. C. Velléien, rendu sous les Consuls
M. Silanus et Velleius Tutor, pendant le règne de Néron. Voy. Ulpien,
dans la *L. 2 ff ad S. C. Vell.* — Quinon, nº 670.

(2) Le S. Cte. Velléien s'appliquait à toute espèce d'obligation : *omnis
omninò obligatio S. Cto. Velleiano comprehenditur, L. 2, § 4, ff, ad S. C.
Velleian.*

(3) § 292.

(4) Gaius, *Comment.* II, 63. — *Instit. lib.* 2, *tit.* 8, pr. — LL. 7, § 3,
ff de jur. dot. et 21 *ff*, § 4, *ad municip.*

du droit de propriété qui lui fut reconnu plus tard : l'époque de la loi *Julia* est donc, sous le rapport de la propriété des biens dotaux, un véritable terme moyen entre les lois antérieures et celles de Justinien. Le mari n'a plus sur la Dot une propriété aussi illimitée qu'avant Auguste : le droit accordé à la femme a déjà commencé à restreindre ceux accordés au mari.

En admettant, suivant l'opinion générale, que la raison de la différence établie par la loi *Julia* entre l'aliénation et l'hypothèque, fut l'imprévoyance naturelle aux femmes, il paraît que Justinien reconnut que ce motif n'était pas fondé et que les femmes étaient tout aussi faciles pour consentir à une aliénation qu'elles l'auraient été pour consentir à une hypothèque, puisqu'il établit également d'une manière absolue que le fonds dotal ne pourrait être aliéné, même avec le consentement de la femme (1).

Ce fut donc encore une nouvelle restriction apportée aux droits du mari sur la Dot, restriction d'autant plus réelle que la prohibition établie par Auguste, d'aliéner le fonds dotal, sans le consentement de la femme, avait dû être à peu près illusoire, par suite de la facilité que mettaient les femmes à donner ce consentement. Après une défense aussi absolue, soit d'aliéner, soit d'hypothéquer, le droit de propriété du mari était gravement atteint, ou plutôt s'il était encore appelé *dominus dotis*, il n'avait plus qu'une propriété fictive, *legum subtilitate* : la propriété réelle reposait entièrement sur la tête de la femme, *cùm eædem res et ab initio uxoris fuerint et naturaliter in ejus permanserint dominio* (2). En un mot, et pour nous servir de l'expression devenue en usage depuis Justinien, la femme avait le *dominium naturale* et le mari, le *dominium civile* (3).

(1) *L. unic.* § 15, *C. de rei uxor. action.*

(2) *L.* 30 *C. de jure dot.* Cette loi est de Justinien, année 529.

(3) Voy. Pellat, note sur le § 147 *in fine* de Marezoll. — De ces principes

Justinien fit également disparaître la distinction ancienne
établie par la loi *Julia* entre les immeubles dotaux situés en
Italie et les immeubles dotaux situés dans les Provinces (1).
Les auteurs qui nous ont expliqué la différence créée par
Auguste nous donnent aussi la raison de l'assimilation apportée par Justinien (2). Cette assimilation était indispensable,
après que Justinien eût confondu l'Usucapion et la Prescription, et décidé que l'on pourrait prescrire les immeubles, dans
quelqu'endroit de l'Empire qu'ils fussent situés, en Italie ou
dans les Provinces (3). D'ailleurs, après que le siége de l'Empire eût été transféré de Rome à Constantinople, une faveur
particulière accordée aux immeubles situés en Italie n'aurait
eu aucune signification (4).

Il est vrai cependant qu'avant comme après Justinien, il y
eut des exceptions à la règle générale qui défendait d'aliéner
ou d'hypothéquer les immeubles dotaux. Je me borne à ren-
voyer aux textes qui contiennent ces exceptions (5).

à ceux de notre Droit français qui ne considère le mari que comme *admi-
nistrateur* des biens dotaux, il n'y avait qu'un pas. Il est vrai qu'il est
encore en usage parmi nous de qualifier le mari de *dominus dotis.* Je comprends cette désignation, si l'on veut dire par là que le mari administre *seul*
les biens dotaux (Code civ. art. 1549) ; mais je ne la comprends pas si l'on
emploie le mot *dominus* dans son véritable sens, car grammaticalement
parlant, *dominus* signifie *propriétaire.*

(1) *Dict. leg. unic.* § *eod.*

(2) Heineccius, *lib.* 2, *tit.* 8, § 9. — Brisson , *ad leg. jul. de adult.*

(3) *L. unic. C. de usucap. transf.* ; *pr. Instit. de usucap.* ; Quinon , *dict.*
n° 205.

(4) Quinon , n° 244. — Il était également défendu au mari de concéder des
servitudes sur les fonds dotaux : les servitudes en effet diminuent la propriété. *L. 5 ff de fund. dot.*

(5) Aliénations nécessaires : *LL. ult. et* 73, § 1 , *ff de jur. dot.* ; *LL.* 20
et 21 *ff solut. matrim.* ; *L.* 2, *C. de fund. dot.* — Aliénations utiles : *L.* 26
ff de jur. dot. ; *L.* 21 , *in fine* , *de pact. dotal.*

Il faut remarquer ici qu'on ne peut pas dire de la loi *unica C. de rei uxoriæ actione* ce que j'ai dit de la loi *Julia de fundo dotali*. En d'autres termes, les faveurs dont Justinien entoure la Dot et les garanties nouvelles qu'il crée pour sa conservation, ne lui sont plus inspirées par la même intention qu'avait Auguste. celle de favoriser les seconds mariages. L'Empereur chrétien, sans aller jusqu'à prohiber les seconds mariages, semble cependant les regarder comme contraires à la religion et aux bonnes mœurs, et en établissant des peines contre la femme qui contracte une seconde union, il ne craint pas de la flétrir du nom de *funestata* (1). Il ne faut donc plus voir dans les soins qu'il prend, pour la conservation de la Dot, que le désir de maintenir l'aisance dans les ménages et d'assurer cette même aisance à la femme et à ses enfants, après la dissolution du mariage.

Cette dernière observation nous amène tout naturellement à parler de la restitution de la Dot après la dissolution du mariage.

(1) Voy. le titre du C. intitulé *de secundis nuptiis* et notamment la loi 3, § 1, où l'on trouve ces mots : *matre jàm secundis nuptiis* FUNESTATA, ce qui signifie que la veuve *se souille, se prostitue*, en contractant un second mariage, mais ce qui ne veut pas dire que les seconds mariages sont une chose *funeste*, selon la traduction d'un professeur (*Revue de législation*. t. 7, p. 31 6).

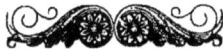

CHAPITRE IV.

Restitution de la Dot.

D'après les principes du droit de Justinien, la destination de la Dot qui est de subvenir aux charges du mariage, finissant avec le mariage lui-même, la Dot devait être restituée à sa dissolution. C'est là en effet ce qui constitue véritablement le Régime Dotal. S'il n'y a pas pour le mari obligation de restituer la Dot à la fin du mariage, la constitution de Dot n'a été qu'un véritable transport de propriété; il y a une Dot, mais pas de Régime Dotal, c'est-à-dire pas de séparation des patrimoines des deux époux, pas de conservation de la fortune de la femme. Toutefois, je pense que cette règle de restitution de la Dot ne fut pas, dès l'origine de la Dotalité, aussi générale qu'elle le devint par la suite : et je crois en voir la preuve dans l'origine et la différence des actions par lesquelles on pouvait demander la restitution de la Dot.

Dans le premier chapitre de ce Mémoire, j'ai parlé de la différence qui exista longtemps dans Rome entre le mariage

sans *manus* des Patriciens et le mariage avec *manus* des Plébéiens, et expliqué que la Dot, incompatible avec ce dernier
mariage, avait dû nécessairement prendre naissance dans
l'autre. J'ai cependant ajouté que même dans le mariage avec
manus, le Plébéien dont la fille se mariait pouvait donner à
celui qu'elle épousait quelque chose pour l'aider à supporter
les charges du ménage, mais qu'alors c'était une véritable
donation faite à celui-ci qui devenait ainsi propriétaire personnel et irrévocable de la chose donnée.

Dans le mariage sans *manus*, le mari ne devenait pas propriétaire des biens de la femme ; leurs patrimoines demeuraient distincts (1), et c'était une obligation pour lui (ou
pour ses héritiers) de restituer à la dissolution du mariage,
ou la Dot, ou la valeur de cette Dot dont la destination tout à
fait temporaire était accomplie. Cette restitution se demandait
au moyen d'une action appelée *Actio rei uxoriæ*. C'est celle
dont parle Ulpien, *Reg.* vɪ, 6. Cette action était *de bonne foi*,
c'est-à-dire que le magistrat saisi de la demande en restitution
de la Dot, en vertu d'une semblable action, pouvait estimer
ex æquo et bono, d'après les facultés mêmes du mari, ce qui
devait être restitué (2). C'est ce qu'indiquent suffisamment et
la Loi 66, § 7, *ff solut. matrim.*, et ces deux passages de Cicéron : « *In omnibus igitur iis judiciis in quibus ex fide bonâ est*
« *additum, ubi verò etiam, ut inter bonos benè agi opportet,*
« *imprimisque in arbitrio rei uxoriæ, in quo est : quid æquiùs*
« *meliùs parati esse debent* (3). » — « . . . . . . *Et sinè lege*
« *judiciis in quibus ex fide bonâ agitur. Reliquorum autem judi-*
« *ciorum hæc verba maximè excellunt in arbitrio rei uxoriæ,*

(1) Marezoll, § 146.

(2) Ce qui n'avait lieu que parce que rien n'avait été stipulé entre les
parties : mais la restitution dans ce mariage étant *de droit*, toute stipulation
de restitution était complètement inutile.

(3) Topiques, *Cap.* 17.

« meliùs æquiùs : *in fiduciâ*, ut inter bonos benè agier, etc.,
« etc (1). »

Dans le mariage avec *manus*, au contraire, en règle générale, le mari n'avait rien à restituer à sa dissolution, puisqu'il
n'avait rien qui ne lui appartînt véritablement (2). Toutefois,
une restitution pouvait bien être stipulée lors de la confection
du mariage : c'est-à-dire que le mari pouvait, par une stipulation, s'engager à se démettre plus tard, à la dissolution du mariage, des choses qui lui avaient été personnellement données par
le père de sa femme, ou même d'une partie seulement de ces
choses. L'obligation du mari ayant été ainsi contractée par une
stipulation, c'était par l'action *ex stipulatu* que l'exécution
pouvait en être réclamée, et cette action était *stricti juris :*
c'est-à-dire que le juge devant lequel la demande en restitution de la Dot était portée, ne pouvait prononcer que d'après
le droit strict et non d'après l'équité, comme dans le cas de
l'action *rei uxoriæ;* en d'autres termes, la convention par
stipulation intervenue entre les parties, devait être la seule
règle de sa décision et il ne pouvait qu'en ordonner la stricte
exécution, quelle que fût la position de fortune du mari (3).

Ce que j'ai dit plus haut de la fusion opérée après la Loi
des xii Tables, entre le droit des Patriciens et le droit des
Plébéiens, me dispense d'expliquer ici comment les deux actions, dont je viens de parler, durent devenir par la suite com-
munes à tous les citoyens romains. Après cette fusion, l'action
rei uxoriæ continua à être employée lorsque rien n'avait été

(1) *De officiis*, lib. 3.

(2) C'est peut-être pour cela et par une sorte de compensation, comme le
remarque Guérard (*Essai sur le droit privé des Romains*, p. 196 , note 2),
que la loi du mariage plébéien donnait à la femme un droit de succession et
lui attribuait une part des biens de son mari en qualité d'*hæres sua*.

(3) Sur les actions *rei uxoriæ* et *ex stipulatu* et sur les actions *bonæ fidei*
et *stricti juris*, voyez Quinon , nos 250 à la note , 635 , 987 et 988 à la note.

stipulé au sujet de la restitution de la Dot ; et l'action *ex stipu-latu* , lorsqu'il y avait eu une stipulation à cet égard. L'action *rei uxoriœ* finit par devenir la plus en usage et l'une des raisons en est que la restitution de la Dot dut devenir plus générale et les stipulations de restitution moins nécessaires , à mesure que le droit de propriété du mari sur la Dot fut diminué et qu'on se rapprocha de cette idée que la femme en était la véritable propriétaire.

Ces deux actions, avec les effets que je viens de leur attribuer, se maintinrent jusqu'à Justinien (année 530) qui les fondit en une seule à laquelle fut laissé le nom d'action *ex stipulatu*. D'après ce dernier état de choses , l'action *ex stipulatu* devait toujours avoir lieu, lors même qu'aucune stipulation de restitution n'était intervenue , et , contre la nature même de celles qui naissaient d'une stipulation, cette action nouvellement introduite dut, de même que l'ancienne action *rei uxo-riœ*, être considérée comme étant *de bonne foi*, c'est-à-dire que le mari ne pouvait plus être condamné que jusqu'à concurrence de ses facultés. Il devait toutefois s'obliger à payer plus tard ce dont il restait débiteur, si sa position redevenait meilleure (1).

Cette innovation de Justinien n'eut pas, à mon avis, une bien grande importance en elle-même, quoiqu'inspirée par l'intention de remplacer les rigueurs de l'ancien droit par les préceptes du droit naturel : elle n'eut que l'avantage de simplifier la procédure.

Justinien apporta un autre changement assez important au Droit ancien, en ce qui concerne l'époque de la restitution de la Dot. D'après le Droit ancien, il fallait faire une distinction entre la Dot dont la restitution pouvait être réclamée par l'action *ex stipulatu* et celle qui pouvait l'être par l'action *rei*

(1) *L. unic C. de rei uxor. action.* — Jacob. Godefroy, *Fontes* IV *jur. civ.* — Heineccius, *Antiq. Rom. , lib* 2, *tit.* 8 , § 9. — Marezoll, § 147, *in fine.*

uxoriæ. Dans le premier cas, la Dot pouvait être demandée
immédiatement après la dissolution du mariage, même si le
mari ne possédait rien à cette époque. Dans le second cas,
il n'était tenu de restituer les quantités reçues par lui qu'en
trois termes, d'année en année. Tous les autres objets devaient,
comme dans le premier cas, être restitués immédiatement par
lui, à la dissolution du mariage : il ne pouvait cependant
jamais être obligé que jusqu'à concurrence de ses facultés (1).
Cette distinction résultant de la différence qui existait entre les
deux actions en restitution, ne pouvait plus subsister, après la
fusion de ces deux actions. Justinien établit un système plus
simple et qui, sans nuire en rien aux droits de la femme,
était cependant plus favorable au mari et plus conforme aux
égards qui lui sont toujours dus, même quand le mariage a
cessé d'exister... *reverentiæ debitum maritali* (2). D'après ce
dernier état de choses, les immeubles devaient être restitués
immédiatement. Quant aux objets mobiliers, ils devaient
l'être, non pas en trois termes annuels, comme précédemment,
mais dans le délai d'un an. Si après ce délai, le mari était en
retard de payer la Dot, il en devait l'intérêt au quatre pour
cent (3). De même, s'il ne restituait pas immédiatement la Dot
immobilière, il devait compte des fruits. Les revenus et les
fruits à restituer se calculaient sur le temps qu'avait duré le
mariage pendant la dernière année. Ce fut là le dernier état
de la législation sur l'époque à laquelle devait être restituée la
Dot, et c'est dans ces principes que treize siècles plus tard les
législateurs de la France ont puisé les règles du Code qui nous
régit aujourd'hui.

Parlons maintenant des cas divers qui donnaient lieu à la
restitution de la Dot.

(1) *Dict. leg. unic. C.* § 7.
(2) *Dict.* § 7.
(3) *Tertia pars centesimæ.* Littéralement : le tiers de l'intérêt au 12 pour
cent.

J'ai déjà eu occasion de dire qu'en règle générale les donations entre époux étaient prohibées par la loi romaine et que
la restitution de la Dot faite par le mari *constante matrimonio*
aurait été une véritable donation entre époux. Tel est en effet le
motif qui en a fait défendre la restitution avant la dissolution
du mariage : il y avait cependant des cas exceptionnels où ,
pour des raisons graves, on dérogeait à cette règle et où le
mari *pouvait* restituer la Dot avant la fin du mariage (1). Mais
ce qui est plus remarquable, c'est qu'il y avait un cas où le
mari *devait*, sur la demande même de la femme, restituer la
Dot avant cette même époque. Cette exception est digne d'attention, en ce qu'elle semble en opposition avec le but et
l'objet de la Dot, avec les droits du mari sur cette Dot et en
ce qu'elle paraît attribuer à la femme un droit tout à fait
exorbitant.

Elle avait lieu lorsque le mauvais état des affaires du mari
faisait craindre à la femme de perdre sa Dot, s'il devenait
tout à fait insolvable. Le but de conserver la Dot avait fait
prohiber sa restitution avant la dissolution du mariage; le
même motif fit apporter une exception à cette règle (2).

Mais, à part cette exception, la règle générale subsistait
dans toute sa force. En d'autres termes, la restitution de la
Dot ne pouvait être faite qu'après la dissolution du mariage,
soit par la mort du mari, soit par la mort de la femme, soit
par le divorce. Ce dernier cas présente quelque intérêt historique (3).

(1) Voy. ci-devant chap. 3.

(2) Voy. *L.* 24, *pr.*, *ff solut. matrim.* et *Nov.* 97, *Cap.* 6. Remarquons
du reste que dans ce cas, comme toujours, la Dot devait être employée à
subvenir aux frais du ménage et à l'entretien du mari, de la femme et de
leurs enfants : les créanciers du mari ne pouvaient y avoir aucun droit.
(*L.* 29, *C. de jure dot.*).

(3) Il me paraît inutile d'entrer dans le détail des principes de la restitution
de la Dot et des retenues qui avaient lieu sur les biens qui la composaient,

La plupart des auteurs s'accordent à dire , comme Marezoll (1) , que le Divorce fut permis de tout temps à Rome, avant l'époque même où les deux droits de la cité romaine commencèrent à être confondus (2). Il paraît également certain que le Divorce était autorisé soit dans le mariage avec *manus*, soit dans le mariage sans *manus* , quoiqu'avec des caractères différents. Le mariage par *Confarréation* pouvait se dissoudre par la *Diffarréation;* le mariage par *Coëmption* pouvait se dissoudre par la *Rémancipation* (3). Plus tard , postérieurement aux xii Tables et lorsque le mariage par simple consentement commença à dominer, le Divorce put aussi avoir lieu par simple consentement mutuel (4).

Mais lorsque le Divorce terminait un mariage avec *manus* , il est évident qu'il ne pouvait y avoir de restitution de Dot de la part du mari : remarquons même que, dans ce mariage, ce

au cas de décès de l'un des époux. Je ne pourrais , sur ce point, que donner une explication de textes. Pour le cas où le mariage était dissous par la mort de la femme , voyez, pour la restitution de la Dot *profectice : L. 6, pr. ff de jur. dot. ; L. 12, pr. ff de pact. dotal; L. 48, ff solut. matrim.; L. 6 C. de pact. convent., etc.* Pour la restitution de la Dot *adventice : L. unic. , §§ 6 et 13 C. de rei uxor. action.* — Pour le cas où le mariage est dissous du vivant de la femme, voy. *L. 2, ff solut. matrim. et L. unic. C. §§ 11 et 14 de rei uxor. action. , etc. , etc.*

(1) § 150.

(2) Hugo (§ 71) croit qu'il en était question dans la loi des xii Tables. — Guérard (p. 372) pense que la loi des xii Tables ne contenait rien sur ce point , mais que cependant le divorce était antérieur à l'époque des Décemvirs. — Bouillet (Dictionn. de l'Antiq. v° *Divorce*) et Rollin (Histoire Romaine, tom. i, chap. 2, art. 1, § 1) font remonter le Divorce à une loi de Romulus. Montesquieu (Esprit des Lois, liv. 16, chap. 16) pense que la Loi des xii Tables ne faisait mention que de la *Répudiation*, mais que le Divorce existait comme une conséquence naturelle de la loi qui permettait la Répudiation.

(3) Bouillet, Dictionn. de l'Antiq. v^is *Diffarréation* et *Rémancipation.*

(4) Voy. *L. 6 ff de divort. et repud.* et *Nov.* 22 , *Cap.* 4.

n'était pas à proprement parler un Divorce qui avait lieu,
c'était plutôt une Répudiation *(repudium)* que le mari seul
pouvait faire, en vertu de son pouvoir absolu sur sa femme :
mais celle-ci, dans l'infériorité et la soumission où elle se
trouvait, ne pouvait user du même droit envers son mari.

Ainsi, lorsque le mari répudiait la femme qu'il avait *in
manu*, soit parce qu'elle avait violé la foi conjugale, soit pour
tout autre motif, comme tous les biens de celle-ci lui appar-
tenaient en pleine propriété, il n'avait rien à restituer, à moins
toutefois qu'une restitution quelconque, totale ou partielle, de
ce qui avait été donné par le beau-père à son gendre, n'eût
été prévue et stipulée lors de la célébration du mariage ; c'est
pour ce cas là, comme je l'ai dit, que l'action *ex stipulatu* avait
été d'abord établie : mais ce n'était là qu'un cas exceptionnel.

Le Divorce, ou plutôt le *Repudium*, ne dut avoir lieu que bien
rarement à Rome dans les mariages avec *manus*, car presque
tous les auteurs (à l'exception de Montesquieu (1)) pensent
que le premier Divorce qui eut lieu à Rome fut celui de Carbilius Ruga, en l'année 520 de Rome, ou 230 avant J. C. (2),
et à cette époque, les mariages avec *manus* devaient avoir déjà
considérablement diminué ; plus de deux siècles s'étaient en
effet écoulés depuis le Droit des Décemvirs.

Plusieurs auteurs, sur la foi d'un passage d'Aulu-Gelle (3),
ont pensé que c'était à cette même époque du Divorce de
Carbilius qu'on commença à introduire la caution appelée
Cautio rei uxoriæ (4) et même l'action *rei uxoriæ* (5). Cependant

(1) Esprit des lois, liv. 16 , chap. 16.
(2) Voy. Moréry, grand Dictionn. histor. vº Carbilius Ruga. — Bouillet,
Dictionn. de l'Antiq. , eod. vº. — Heineccius, *Antiq. rom.* , lib. 1, *appen-
dix* , cap. 1 , § 45. — Aulu Gelle, Nuits attiques, cité par Pellat (textes
du Droit Romain sur la Dot, p. 154, note 2). — Rollin, Hist. rom , tom. 1,
chap. 2 , art. 1 , § 1 , et tom. 4, liv. 12 , § 1. — Merlin, Répertoire, vº *Divorce*, sect. 2. — Voyez aussi Marezoll , § 150 , et Hugo, § 71 , note 9.
(3) Voy. Pellat, *ubi suprà*.
(4) Hugo, dict. § 71.
(5) Revue de Législation , tom. 7, p. 309.

il me paraît difficile de décider si l'action *rei uxoriæ* n'avait pas eu lieu avant Carbilius, au moins pour les cas où le mariage se dissolvait autrement que par le Divorce, ou si cette action fût créée après Carbilius, pour le cas du Divorce seulement, et ne fût ensuite appliquée que par assimilation aux autres cas de dissolution du mariage. Je ne comprendrais même pas comment à l'occasion du Divorce de Carbilius, on eût pu songer à créer l'action *rei uxoriæ* (qui ne s'appliquait qu'au mariage sans *manus*) (1), puisque la *Cautio rei uxoriæ*, créée à la même occasion, prouverait, selon moi, que la femme de Carbilius était *in manu* de son mari. En effet, dans le mariage sans *manus*, la restitution était de droit, tandis que dans le mariage avec *manus* elle n'était que le résultat d'une stipulation. Et ce qui fit probablement introduire, après le Divorce de Carbilius, le cautionnement *rei uxoriæ*, par lequel le mari garantissait la restitution de tout ou partie de ce qu'il avait reçu, c'est que Carbilius avait sans doute une femme qui lui avait apporté de grands biens et à laquelle il ne restitua rien (parce que rien n'avait été stipulé à cet égard) après qu'il l'eût renvoyée, sous prétexte qu'elle était stérile : on reconnut par là qu'il fallait apporter un remède aux rigoureux effets de la *manus*. Et cette circonstance peut très-bien expliquer l'indignation qu'excita dans Rome la conduite de Carbilius (2), car elle n'avait d'ailleurs rien d'illégal, puisque le Divorce était autorisé par les lois.

Une autre chose est à remarquer à l'occasion de la restitution de la Dot, en cas de Divorce : je veux parler des *retentiones ex dote* qui subsistèrent jusqu'à Justinien.

Sans vouloir faire remonter les retenues sur la Dot jusqu'au temps d'Ulysse (3), je me bornerai à dire que l'époque à

(1) Guérard, pag. 193 ; voyez aussi ci-devant pag. 42.

(2) Voy. Rollin, *loc. citat.*

(3) Guérard (p. 73) croit trouver un exemple de rétention dans un vers de l'Odyssée.

laquelle prirent naissance, dans le Droit Romain , les retenues
que faisait le mari en restituant la Dot, paraît incertaine.
Marezoll (1) fait dériver ce droit de la loi *Pappia Poppœa* :
Hugo (2) n'exprime qu'un doute à cet égard : cependant il place
cette époque dans la troisième période qui est bien celle des
lois d'Auguste. Quoiqu'il en soit, on sait positivement pour
quelles causes avaient lieu les retenues sur la Dot : « *Retentio-*
« *nes ex Dote fiunt , aut propter liberos, aut propter mores , aut*
« *propter impensas, aut propter res donatas, aut propter res*
« *amotas* (3). » Les deux premières seulement sont spéciales
au cas de dissolution du mariage par le Divorce.

1° *Propter liberos.* — La retenue que le mari pouvait faire sur
la Dot, *propter liberos,* en cas de Divorce par la faute de la
femme, était d'un sixième pour chaque enfant, sans que
néanmoins elle pût excéder jamais la moitié de la Dot (4). —
Deux motifs firent abolir cette retenue par Justinien. En premier
lieu, avant Justinien, elle était faite pour l'entretien des enfants; mais plus tard ce motif n'exista plus , Justinien ayant
décidé dans le chap. 7 de la Novelle 117 que le père serait dans
l'obligation de nourrir ses enfants dans le cas de Divorce par
la faute de la femme : d'ailleurs, si le père était sans ressources,
c'était à la mère que les enfants étaient confiés. — En second
lieu, il ne pouvait plus y avoir de retenue *partielle*, *propter
liberos,* puisque d'après une Constitution de Théodose et Valentinien, de l'année 449, il avait été déjà établi qu'il y aurait
lieu à une retenue *totale* de la Dot, *pœnæ nomine , culpæ nomine* (5).

2° *Propter mores.* — Quand il n'y avait pas d'enfants, la retenue était d'un sixième dans les cas graves (*propter graviores*

(1) § 150.
(2) § 295 , note 4.
(3) Ulpien, vi , 9.
(4) Ulpien vi , 10. — Paul, *Sentent. lib.* 2 , *tit.* 26 , § 14.
(5) *L.* 8 , *C. de repud. et jud.* — Voyez Cujas , *Comment· in Tit. Cod. de
rei uxor. act.*

seu majores mores) et d'un huitième dans les autres cas *(propter leviores seu minores mores)*. On entendait par *graviores mores*
l'adultère, et par *leviores mores* toutes les autres fautes de la
femme qui motivaient le Divorce (1).

Quand c'était par la faute du mari que le Divorce était pro-
noncé, il était puni, soit par une condamnation à restituer la
Dot avant l'époque ordinaire, soit par la privation d'une partie
des revenus de cette Dot, déjà perçus et qu'il était obligé de
restituer (2).

La retenue *propter mores* ne devait plus être maintenue depuis l'abolition par Justinien, en 528, du *judicium de moribus* (3).

(1) Ulpien **vi**, 12. — Il peut se présenter ici une difficulté. Je suppose
qu'un homme se fût marié par Coëmption (il avait sa femme *in manu*) et
que son beau-père lui eût fait une donation dont la restitution eût été stipulée
au profit du donateur, pour le cas de dissolution du mariage. Si le mari répudiait sa femme pour adultère, par exemple, le mariage était dissous et le
mari était ainsi obligé de restituer la donation qu'il avait reçue : pouvait-il
faire *sur cette donation* la retenue de 1/6 qui aurait pu être faite *sur la Dot*,
dans un mariage *sans manus ?* Il semblerait qu'il devait en être de même :
cependant je penche pour la négative. Car dans ce cas, la restitution de la
Donation ne pouvait résulter que d'une stipulation, et il aurait fallu qu'on
eût stipulé tout à la fois *la restitution*, *la retenue* en cas de restitution, et
peut-être même *la cause* pour laquelle la retenue serait faite et *la quotité*
pour laquelle elle aurait lieu : la stipulation, en effet, était *stricti juris* et le
beau-père, comme le mari, n'aurait pu réclamer que ce qui avait été formellement et nominativement convenu.

(2) Ulpien **vi**, 13. — Hugo, § 352.

(3) *L.* 11, § 2, *C. de repud. et judic. de mor. subl.* et *L. unic.* § 5, *C,
de rei uxor. act.* Il paraît même, d'après les termes qu'emploie Justinien,
qu'il était dès longtemps tombé en désuétude (quoiqu'il fût rappelé encore
dans les lois 15, § 1 *et* 39, *ff*, *solut. matrim.* et 5, *ff de pact. dotal.*) :
« *Judicio de moribus (quod antèa quidem in antiquis legibus positum erat,*
« *non autem frequentabatur) penitùs abolito.* » Rollin (Hist. Rom., tom. 1,
chap. 2, art. 1, § 1), et Montesquieu (Esprit des lois, liv. 7, chap. 10)
nous enseignent, d'après l'autorité de Denys d'Halycarnasse, que l'institution du *Tribunal domestique* datait de Romulus. Le mari, dans le cas
d'adultère, jugeait seul sa femme, en présence des parens de celle-ci : dans

D'ailleurs , suivant la remarque de Cujas (1) , l'action *civile, de moribus,* était tombée en oubli, depuis qu'on pouvait agir par l'action *criminelle* ou *publique ,* en vertu de la loi *Julia de adulteriis* (2). Il ne faut pas croire cependant que Justinien fût devenu moins sévère, puisque d'après la Loi 8 , *C. de repud.* déjà citée, la femme perdait sa Dot entière quand le Divorce avait lieu par sa faute (3).

Les divers changements apportés par Justinien au Régime Dotal ancien, que j'ai indiqués , montrent bien toute la faveur dont il voulait environner la Dot. Cependant, jusqu'à présent nous n'avons pas vu qu'il y eût beaucoup de garanties pour la conservation et la restitution de la Dot, à l'exception de la prohibition d'aliéner et d'hypothéquer le fonds dotal. Si la Dot était toute mobilière, la femme qui venait en concours avec les créanciers de son mari, pour prendre sur les biens de celui-ci le montant de sa Dot, était primée par les créanciers hypothécaires (à moins qu'elle ne se fût elle-même fait donner une hypothèque); quant aux créanciers chirographaires, elle avait bien le premier rang parmi eux , mais ce privilége (*privilegium dotis*) lui était personnel (4). Plusieurs autres inconvénients se rencontraient encore et les droits de la femme étaient souvent compromis, soit lorsque le mauvais état des affaires

tous les autres cas , il la jugeait avec cinq d'entre eux. Une institution semblable supposait des mœurs sévères : aussi disparut-elle bientôt après la République. — Voy aussi Tacite *(Annal. lib.* 13 , *nº* 32*)* et Tite Live (Narrations , *lib.* 39. *nº* 18).

(1) *Ubi suprà.*

(2) De même qu'on aimait mieux , au cas de vol, agir par l'action *criminelle* , que d'agir par l'action civile *in Duplum* ou *Quadruplum* (Cujas , *ibid.*).

(3) Pour plus amples détails sur les motifs qui avaient fait établir les *retenues* et ceux qui les firent abolir par Justinien , dans la loi *unic.* § 5 *C. de rei uxor. act.,* on peut consulter les savantes explications de Cujas sur cette loi.

(4) *LL.* 74 *ff, de jure dotium* et *unica C. de previlegio dotis.*

du mari nécessitait une demande de restitution de la Dot, soit
parce que la Dot ayant été dissipée par le mari, la femme, à
la dissolution du mariage, n'avait point d'hypothèque sur les
biens de son mari, ou si elle en avait une, se trouvait primée
par d'autres créanciers ; soit enfin lorsque les biens du mari,
spécialement affectés à la sûreté de la Dot, se trouvaient ou
détruits ou détériorés et n'offraient plus qu'une garantie nulle
ou du moins insuffisante.

Mais Justinien qui avait entrepris de fonder une législation
complète sur un sujet aussi important, accorda successivement à la femme plusieurs sûretés que l'ancien droit ne lui
donnait pas, pour la conservation et la restitution de sa Dot.
Ce qu'il y a de remarquable dans ces innovations que je vais
indiquer, c'est la gradation dans laquelle elles se succédèrent,
pour arriver en peu de temps à un point de perfection qui
étonne, si l'on songe que ces lois qui ont servi de bases aux
nôtres en sont cependant séparées par l'intervalle immense de
treize cents ans.

Par une Constitution de l'année 528, Justinien décida que
dans le cas où la femme demanderait la restitution de sa Dot,
à cause du mauvais état des affaires de son mari, elle jouirait
des mêmes avantages que si le mariage était dissous ; en conséquence, que si le mari lui avait hypotéqué des biens pour
sûreté de sa Dot, non seulement elle pourrait, si elle-même
était en possession de ces biens, opposer une exception aux
créanciers ayant une hyphothèque postérieure ; mais encore
que si les créanciers hypotécaires du mari étaient détenteurs
des biens de celui-ci, hypothéqués pour la Dot, elle pourrait
les forcer à délaisser, pourvu, bien entendu, que leurs droits
ne fussent pas préférables. En un mot, pour l'exercice de ses
droits, la femme se trouvait dans la même position que la
veuve ou la femme divorcée, et les autres créanciers du mari
ne pouvaient lui opposer que le mariage subsistait encore (1).

(1) *Loi 29 C. de jure dotium.*

L'année suivante, c'est-à-dire en 529, une disposition plus importante encore que la précédente vint au secours des femmes mariées. En voici la substance : la femme, à la dissolution du mariage, pouvait revendiquer ses biens dotaux, mobiliers ou immobiliers, estimés ou non, et aucun créancier hypothécaire du mari ne pouvait lui être préféré. En second lieu, Justinien, considérant les biens dotaux tout à la fois comme la propriété fictive du mari et la propriété réelle de la femme (1), donna à celle-ci le droit de les revendiquer, soit comme propriétaire, par l'action réelle, soit comme créancière, au moyen d'une action hypothécaire privilégiée (2), et décida en même temps que la prescription, pour l'exercice de ces actions, ne courrait contre elle que du jour où elle aurait pu les intenter (3).

Il est presque inutile de faire remarquer l'importance des changements introduits par les deux Constitutions que je viens de rappeler. Avant ces nouvelles garanties accordées à la femme, une seule chose semblait avoir préoccupé le législateur, c'était les rapports du mari et de la femme entre eux, ou leurs droits respectifs quant à la Dot : mais les tiers, les créanciers du mari étaient restés en dehors des prévisions de la loi : son silence à leur égard avait un résultat souvent funeste pour la femme qui, malgré les garanties qu'elle avait déjà contre son mari, pouvait cependant n'avoir que des garanties illusoires, lorsqu'elle se voyait préférer les créanciers de celui-ci.

Mais c'est dans les deux Constitutions suivantes que Justinien a semblé vouloir épuiser toute sa sollicitude pour les intérêts des femmes mariées et la conservation de leurs Dots.

En l'année 530 (et par assimilation avec l'hypothèque *tacite*

(1) Voy. ci-devant, chapitre 3, p. 38 et Domat (Lois civiles, livre 1er, titre 9, section 1re, no 3 *in fine*).

(2) Pellat, traduction de Marezoll, note *in fine* du § 147.

(3) Loi 30, *C. de Jure Dotium*.

ou *légale* que Constantin avait accordée en l'année 312 aux
mineurs sur les biens de leurs tuteurs ou curateurs (1)), Justinien accorda à la femme une hypothèque *tacite* sur les biens
de son mari pour sûreté de la restitution de sa Dot : et l'action
ex stipulatu, qu'elle avait de ce chef, était transmissible à son
père et à ses héritiers (quand la Dot était *profectice* ou *adventice*), mais ne l'était pas aux étrangers (*extranei*) qui avaient
constitué la Dot (quand elle était *réceptice*) : il fallait que ces
étrangers eussent stipulé cette hypothèque (2).

Remarquons, comme nous l'avons déjà fait, qu'à mesure
que Justinien accordait plus de sûretés à la femme, il en donnait aussi, par une juste compensation, davantage au mari.
Ainsi, c'est dans la même Constitution que je viens de rappeler
qu'il donna au mari une hypothèque tacite sur les biens de
ceux qui avaient constitué la Dot, pour garantir de leur part
le paiement de cette Dot. Justinien donne lui-même le motif
qui l'a porté à établir ces hypothèques légales : « *Ità enim et*
« *imperitia hominum et rusticitas nihil eis poterit afferre præjudi-*
« *cii : cùm nos illis ignorantibus et nescientibus in hoc casu nos-*
« *tram induxerimus providentiam* (3). »

Il faut aussi considérer, à l'égard de cette même Constitution, qu'elle était muette relativement au rang que l'hypothèque légale de la femme lui donnerait parmi les créanciers
de son mari : il résultait de là que la femme n'était qu'une
créancière hypothécaire ordinaire qui pouvait être primée par
d'autres créanciers de son mari, ayant sur les biens de celui-ci

---

(1) Loi 20, *C. de admin. tutor. vel curator.*

(2) *L. unica* §§ 1, 4, 11, 13, *C. de rei uxor. action.*

(3) *Dict. leg.*, *dict.* § 1. C'est aussi dans la même Constitution que les
actions *rei uxoriæ* et *ex stipulatu* furent réunies en une seule à laquelle fut
conservé le nom d'action *ex stipulatu* (voy. ci-dessus, p. 44), et que la
prohibition d'aliéner le fonds dotal fut étendue aux immeubles situés hors de
l'Italie et au cas où la femme elle-même aurait consenti à l'aliénation (voy.
chap. 3, pag. 38 et 39).

une hypothèque antérieure au mariage ou d'une nature privilégiée (1).

Il y avait là une lacune que Justinien ne tarda pas à combler.

L'année suivante (en 531) il décida que l'hypothèque de la
femme serait privilégiée et primerait celles de tous les autres
créanciers du mari, quoique plus anciennes (2), même les
priviléges de ceux qui auraient prêté de l'argent pour acheter
ou réparer les biens du mari (3). Cette dernière faveur accordée à la femme était exorbitante, mais Justinien voulait
que la Dot ne pût en aucune manière être diminuée (4). Ce
privilège était personnel à la femme. Je crois du moins qu'il
faut interpréter ainsi le silence de la loi à ce sujet : Mackeldey (5) paraît être de cet avis.

Telle est la succession chronologique des dispositions législatives par lesquelles Justinien voulut assurer la restitution de la
Dot : on ne sait vraiment ce qu'il faut le plus admirer, ou de
sa sollicitude toute paternelle pour les femmes mariées, à raison de leurs Dots (6), sollicitude qui semblait grandir à chaque
instant, ou de la sagesse et de la perfection des lois que cette
sollicitude a produites.

(1) Il ne faut pas confondre l'hypothèque dont je parle ici, accordée à la
femme *sur les biens de son mari*, avec l'hypothèque privilégiée de la Constitution de 529, accordée à la femme *sur les biens dotaux eux-mêmes*.

(2) *L.* 12, *C. qui pot. in pign.*

(3) *Nov.* 97, *Cap.* 3.

(4) *Minui autem eis dotem nullo sinimus modo (Dict. Nov. dict. Cap. 3).*

(5) § 527, *in fine.*

(6) Je dis : *à raison de leurs Dots* et c'est un point qu'il ne faut pas perdre
de vue. Les privilèges dont je viens de parler, accordés aux femmes mariées,
sont relatifs non pas *à leurs personnes*, mais *à leurs biens* DOTAUX. En voici
une preuve : Justinien, par exception aux prohibitions si rigoureuses
d'ailleurs du S. Cte. Velléien, décida qu'une femme pourrait valablement
s'obliger *pour la Dot* d'une autre (*L. ult. C. ad S. C. Vell.*).

Enfin, pour compléter cette matière, il faut ajouter qu'en 530 Justinien confirma l'abolition déjà prononcée par les Empereurs Gratien, Valentinien et Théodose, de la caution (*fide-jussio dotis*) que le mari était obligé de donner pour la conservation de la Dot (1). La cause de ce changement est facile à saisir : l'hypothèque légale accordée à la femme rendait cette. caution tout à fait superflue.

(1) *LL. 1 et 2 C., ne fidejuss. vel. mandat. dot.*

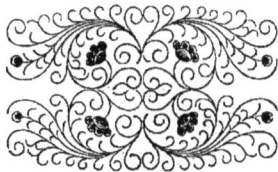

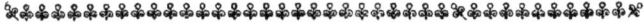

CHAPITRE V.

Des Paraphernaux.

Les biens *paraphernaux* n'ont jamais pu s'entendre que de ceux qui restaient à la femme mariée sans *manus*, en dehors de ses constitutions dotales : il ne pouvait être question de biens paraphernaux dans le mariage avec *manus*, puisque dans ce mariage tout ce que la femme avait au moment de la célébration ou qui lui advenait par la suite était la propriété exclusive de son mari (1). Cependant, il paraît probable que la femme *in manu*, assimilée à une *filiafamiliâs*, put, comme les enfants encore sous la puissance paternelle, posséder quelques biens à titre de *Pécule*, avec l'autorisation de son mari (2) : il n'est pas besoin de faire observer que ce pécule ne pouvait être que *profectice* ou *adventice*. Ainsi, de même que le pécule

(1) *Adquiritur autem nobis etiam per eas personas quas in potestate, manu, mancipiove habemus (Ulp. Reg. xix, 18).* — Voy. aussi Gaius, *Comment.* ii, §§ 86, 90, 96.

(2) Hugo, § 101.

profectice comprenait ce qui était donné au *filiusfamiliâs* par son père, ou ce qui lui était donné *contemplatione patris*, le pécule profectice de la femme *in manu* devait se composer de ce que lui donnait son mari, ou de ce qui lui était donné en considération de son mari qui était pour elle *paterfamiliâs*. Quant à son pécule adventice, il devait comprendre tout ce qui lui advenait autrement et dont le mari consentait à lui laisser la disposition (1).

Le mot *Peculium* est employé par Ulpien dans la loi 9, § 3, *ff de Jure dotium*, comme emprunté aux Gaulois et comme synonime de *Paraphernal*. Il est possible que d'autres peuples que les Romains donnassent au mot *Pécule* (par rapport aux femmes mariées) le même sens que les Romains eux-mêmes attribuaient au mot *paraphernal;* mais du moins est-il certain que les Romains ne confondaient pas, dans leur signification légale, les Pécules et les Paraphernaux (2). Ne pourrait-on pas expliquer ce rapprochement du mot *Pécule* et du mot *paraphernal* dans la loi que je viens de citer, en disant que le *Pécule* est en quelque sorte au Régime de la *Manus* ce qu'est le bien *paraphernal* au Régime du mariage *libre* avec constitution de Dot (3)?

Quoiqu'il en soit, les biens paraphernaux, je le répète, supposent des biens dotaux et par conséquent un mariage libre.

La femme en avait la disposition absolue : elle pouvait les

(1) Voy. sur les principes relatifs aux Pécules : Quinon, nos 260 et suiv. ; Mackeldey, §§ 558 et 559, et lib. 15, tit. 1, ff *de peculio*.

(2) Les étymologies des deux mots devaient suffire pour les faire distinguer. *Paraphernal :* παραφερνη *(extrà dotem)*. — *Peculium : pusilla pecunia* (L. 5, § 3 *ff de pecul.*).

(3) C'est sans doute par un rapprochement pareil que Cicéron attribue à la *conventio in manum* l'effet d'une constitution générale de Dot: *« ab effectis « rebus, hoc modo : cùm mulier viro in manum convenit, omnia quæ « mulieris fuerunt, viri fiunt dotis nomine* (Topic. cap. 1).

vendre , les donner. Une Constitution de Théodose et Valentinien déclara que le mari n'aurait jamais sur ces biens d'autres droits que ceux que sa femme lui aurait attribués (1).
Ainsi, elle pouvait lui en céder la propriété (2) ou seulement
l'administration , et dans ce dernier cas il était soumis aux
obligations d'un mandataire ordinaire (3).

A la même époque où Justinien donna une hypothèque
légale à la femme, pour sûreté de sa Dot, sur les biens de son
mari (en 530), le même Empereur lui accorda une autre
hypothèque légale , mais non privilégiée, à raison de l'administration que son mari aurait eue de ses biens paraphernaux (4).

La loi *Quintus Mucius,* 51 *ff de donat. int. vir. et uxor.* dis-
posait que toutes les choses de la propriété desquelles la
femme ne justifierait pas, seraient considérées comme apparte-
nant au mari. De là était né l'usage de dresser, lors de la célébration du mariage, un inventaire (*Libellus*) de tous les objets
mobiliers que la femme apportait dans la maison commune et
qui ne faisaient pas partie de la Dot : cet inventaire était signé
par le mari. Ulpien nous apprend (5) que de son temps cet
usage était généralement suivi à Rome : *Ut Romæ vulgò fieri
videmus* (6).

(1) *L.* 8 , *C. de pact. convent.*
(2) *L.* 9 , § 3, *ff. de Jure dotium.*
(3) *LL.* 95 *pr. ff ad leg. Falcid.* et 21 , *C. de Procur.*
(4) *L. ult. C. , de pact. convent.*
(5) *L.* 9 , § 3, *ff de Jure dot.*
(6) Voy. Hugo , § 352 , *in fine.*

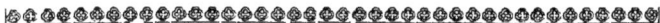

CHAPITRE VI.

De la Donation *Propter Nuptias.*

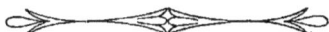

Hugo (1) pense que les Donations *antè nuptias* étaient à peu près inconnues aux Romains avant que Constantin eût transféré à Bysance le siége de l'Empire, en 326 (2), mais qu'à cette même époque elles étaient déjà une coutume générale en Orient : si l'on en croit le savant jurisconsulte allemand, la Donation *antè nuptias* serait donc d'origine grecque (3).

---

(1) § 381.

(2) *Veteribus quidem prudentibus erat incognitum.* § 3, *Inst. de Donat.*

(3) Il résulterait de là qu'on aurait eu tort de confondre quelquefois la Donation *antè nuptias* ou *propter nuptias* avec les *Munera sponsalitia* et les *Arrhæ sponsalitiæ*, connus à Rome bien des siècles avant Constantin : ainsi Marezoll (§ 148) semble mettre sur la même ligne les *Arrha sponsalitia* et l'*antè nuptias Donatio*, comme étant synonimes, et Pellat ne relève pas cette erreur. Hugo, au contraire, enseigne (§ 401) que les *Arrhæ* étaient des *gages* donnés pour assurer l'exécution d'une *promesse* de mariage (comme on en donnait pour assurer une promesse de vente, *pr. Inst. de empt. vendit*). C'est ce qu'explique aussi Makceldey (§ 507) : c'est ce qui

Ant. Hotman (1) explique ainsi l'origine de cette donation.
Très-anciennement, dit-il, il fut en usage de garantir la Dot
par un gage ou une hypothèque (2), et comme par la suite on
convint que la femme gagnerait quelque chose de ce gage, il
fut considéré comme une véritable donation faite par le mari à
sa femme, pour assurer à celle-ci la restitution de sa Dot, au
cas de dissolution du mariage et fut appelé *Donatio propter
nuptias*.

Je ne saurais admettre cette interprétation, car outre qu'elle
n'est fondée sur aucune présomption, elle aurait pour résultat
de faire remonter le commencement de la Donation *propter
nuptias* à une époque beaucoup trop reculée et à se mettre en
opposition avec ce que dit Justinien lui-même : *A junioribus
principibus introductum* (3), cette dénomination de *juniores* ne
pouvant s'appliquer évidemment aux Empereurs antérieurs à
Constantin. Et cette expression dont se sert Justinien doit par
la même raison faire rejeter l'opinion rappelée par Pacius (4)
de ceux qui font remonter l'introduction de la donation dont il
s'agit, dans le Droit Romain, à Dioclétien et Maximien, et
même jusqu'à Marc-Aurèle.

Aussi, j'adopte complètement l'opinion de Hugo : ce qui
peut la confirmer, c'est cette expression d'ἀντιφερνη par
laquelle on a dès le principe désigné la Donation *antè nuptias* :
ce mot qui en indique parfaitement le caractère n'a pas d'é-
quivalent dans la langue romaine. D'ailleurs, on comprend

---

résulte enfin de la loi 5, *C. de sponsalibus* et des commentaires de Cujas sur
cette loi. Comment donner d'ailleurs aux *Arrha sponsalitia* la dénomination
grecque par laquelle on désignait les Donations *antè nuptias* : ἀντιφερνη,
c'est-à-dire *contredot* ou *pendant de la Dot* ? (Ant. Hotman, *de veter. rit.
nupt. Cap.* vi). — Il ne faudrait pas les confondre non plus avec les *Dona
nuptialia, Munera nuptialia*, ou cadeaux de noces, dont j'ai parlé au
chapitre 1er, *in fine*, p. 22-23

(1) *Dict. Cap.* vi.
(2) *L.* 1 *ff qui pot. in pign. habent.*
(3) § 3 *Inst. de Donat.*
(4) *Analys. Instit. ad tit. de Donationibus.*

très-facilement qu'à l'époque où le siége de l'Empire fut transféré à Bysance, si les mœurs, les usages de Rome, durent en partie être adoptés par les peuples de l'Orient, s'il y eut aussi des usages qui durent se perdre, il y eut également plusieurs coutumes de l'Orient qui durent prévaloir et être maintenues : ce sont là les résultats inévitables de la fusion de deux nations d'origines différentes. Cet usage enfin s'alliait parfaitement avec les idées de la religion nouvelle, introduite dans l'Empire, qui proclamait l'égalité des époux (1).

Enfin, et pour dernier argument, je ferai remarquer que si la Donation *antè nuptias* était d'origine romaine, on devrait en trouver la preuve dans les lois romaines elles-mêmes; or, Gaius, qui vivait sous Adrien et Marc-Aurèle, n'en dit pas un mot : Ulpien et Paul, qui vivaient au commencement du troisième siècle, n'en parlent pas davantage et la Constitution la plus ancienne où nous trouvions la mention de la Donation *antè nuptias*, dans le corps de Droit Romain, est des Empereurs Théodose et Valentinien (2), postérieure par conséquent d'un siècle à Constantin lui-même! Il existe, il est vrai, dans le titre du Code intitulé *de Donationibus antè nuptias* (3), divers Rescrits plus anciens des Empereurs Sévère, Antonin, Alexandre, Gordien, etc. ; mais ils ne sont pas relatifs à la Donation *antè nuptias*, proprement dite : ce qui le prouve, c'est que parmi ces Rescrits, il en est qui sont relatifs à des

---

(1) Quelques auteurs ont cru trouver dans un passage de Tacite la preuve que la Donation *antè nuptias*, faite par le mari à sa femme, avait été empruntée aux peuples de la Germanie : *Dotem non uxor marito, sed uxori maritus offert (de Mor. German. Cap.* 18). — Il n'y aurait pas de raison pour qu'on n'en fît pas remonter l'origine aux Assyriens, chez lesquels les hommes étaient obligés de payer les femmes qu'ils voulaient épouser (Bouillet, Dictionn. de l'Antiquité, vº *Mariage*). — Mais à quoi bon aller chercher aussi loin une explication, lorsqu'on peut en trouver ailleurs une autre beaucoup plus simple, plus naturelle et surtout plus rationnelle ?

(2) *L.* 17, *C. de Donat. antè nupt.*

(3) *Lib.* v, *tit.* 3.

Munera sponsalitia (1) , essentiellement distincts de la Donation *antè nuptias*, et d'autres, à des donations faites *par la femme à son mari* (2) : or, la donation dont nous nous occupons est essentiellement *du mari à la femme*.

Je n'insisterai pas plus longuement sur ce premier point. Voyons maintenant comment s'explique dans le Droit Romain, l'existence de la Donation *antè nuptias*.

Il était permis aux époux, avant et même après leur union, de déterminer par des pactes dotaux, ou contrats de mariage (*pacta nuptialia, pacta dotalia*) leurs droits respectifs, quant à leurs biens (3). Les conventions de cette nature pouvaient être relatives, entre autres, à la destination que recevrait la Dot (4) : il pouvait même être convenu, par dérogation à la règle générale de restitution de la Dot, que le mari la garderait soit en totalité, soit en partie, en cas de prédécès de la femme : c'était pour lui un gain de survie (5). Lorsqu'une convention de cette nature avait été faite, le mari était obligé de donner à sa femme certains biens dont elle devait profiter elle-même, dans le cas où elle lui survivrait. C'est cette constitution du mari à sa femme qui s'appelait *Donatio antè nuptias* : c'était une espèce de compensation de la Dot ; c'était, en un mot, la Dot du mari, qui faisait en quelque sorte le pendant de la Dot de la femme.

L'introduction de la Donation à cause de noces dans le Régime Dotal dut en changer considérablement le caractère : une institution semblable n'aurait pu exister à l'époque où

(1) *L.* 7 , *ibid.*

(2) *L.* 12 , *ibid.*

(3) Voy. *Dig.* xxiii , 4 — *C.* v , 14.

(4) Elles pouvaient être en général *écrites* ou *verbales* (*L. unic. pr. C. de rei uxor. action.*). La *Nov.* 117 , *Cap.* 4 *et* 6 , prescrivit aux grands dignitaires et aux *illustres* de faire un contrat de mariage *écrit*.

(5) *LL.* 12 , *pr.* , *et* 26 , § 2 , *ff de pact. dotal.* — *L.* 6 , *C. de pact. convent. tàm sup. dot.*

la puissance maritale conservait encore toute son ancienne rigueur et où le mari était maître absolu dans le mariage. Mais cette suprématie avait diminué peu à peu ; nous l'avons vu au sujet de la propriété de la Dot : et l'on tendait insensiblement à regarder les époux comme étant dans une position plus égale. Dès lors, quelques-unes de leurs obligations durent être réciproques ; leurs bénéfices, leurs espérances même durent être compensés, et l'on ne peut s'empêcher de voir dans l'apport fait par le mari, comme équivalent de l'apport fait par la femme, le signe précurseur d'un système d'association ou de communauté, sinon plus utile à la femme, du moins plus conforme au caractère que le mariage tire du droit naturel.

Toutefois ce ne fut que par une suite de changements lents et nombreux que la Donation *antè nuptias* acquit cette physionomie que nous lui voyons sous Justinien : une innovation pareille dans le Droit ne pouvait se faire d'une manière subite, et la législation changea souvent avant qu'on pût appeler la Donation *antè nuptias : dos contraria, œquamentum, levamentum, examen, amussis, sacoma dotis* (1). Voyons donc par quelles gradations successives s'opérèrent ces changements, relativement à la Constitution, l'Administration et la Restitution de cette Donation.

I. De même que la Dot de la femme pouvait être constituée soit par elle-même, soit par sa mère, soit par son père, soit par un tiers, la Donation *antè nuptias* pouvait aussi provenir soit des biens du futur, soit de ceux de son père, soit de ceux de sa mère, soit de ceux d'un étranger. C'est ce qui résulte formellement d'une Constitution des Empereurs Léon et Anthémius, de 468 : *Sivè pater pro filio, sivè mater, sivè ipse ducturus uxorem sui juris constitutus, sivè quilibet alius pro eo antè nuptias donationem nupturœ dederit seu promiserit* (2). Il paraît que,

(1) Cujas, *Comment. ad tit. C. de donat. antè nupt,* v, 3.
(2) *L. 9. C. de pact. convent.*

sous ce rapport, l'assimilation de la Donation *antè nuptias* et de la Dot exista dès le principe, et Justinien n'eut sans doute aucun changement à apporter aux lois de ses prédécesseurs relativement à la constitution de cette Donation. Je crois même que le père de famille fut aussi, dès l'origine de cette Donation, obligé de la constituer à son fils, de même que c'était une obligation pour lui de constituer une Dot à sa fille, depuis les lois *Julia* et *Pappia Poppœa;* et que si Justinien, dans les lois 25 *C. de Nupt.* et 28, *C. de episc. aud.,* parle de l'obligation où sont les curateurs d'un père aliéné de constituer sur les biens de celui-ci une Donation *antè nuptias* à son fils qui se marie, ce n'est pas là un droit nouveau qu'il établit, mais seulement l'application à un cas particulier d'une règle générale existant depuis longtemps ; car le même Empereur semble reconnaître que l'obligation du père de constituer une Donation *antè nuptias* à son fils est aussi ancienne que l'obligation de doter sa fille : *Apud veteres* (1).

A cet égard, les principes de la Donation *antè nuptias* durent donc rester sous Justinien ce qu'ils étaient avant cet Empereur. Si je ne me trompe, il y a encore là une preuve de plus que la Donation *antè nuptias* ne fut point, comme on l'a prétendu quelquefois, le résultat d'un usage établi peu à peu dans le Droit Romain, mais que ce fut une institution toute créée qu'on emprunta aux mœurs de l'Orient. Autrement, on verrait le premier principe de cette Donation, celui de la constitution, ne s'avancer que progressivement pour atteindre en définitive une ressemblance aussi parfaite avec la Dot; car les usages nouveaux ne s'introduisent pas chez un peuple d'une manière brusque, avec toute leur perfection Tandis qu'on comprend très-bien que la constitution de la Donation *antè nuptias* ait eu, dès le principe, une ressemblance parfaite avec celle de la Dot, parce qu'elle avait déjà, lorsqu'elle fut reçue

(1) *L. 7. C. de dot. promiss.*

dans la législation romaine, le même caractère qu'avait la Dot dans cette même législation : en un mot, on empruntait un usage nouveau, mais les règles en étaient déjà connues.

Mais la ressemblance, je l'ai dit, ne fut pas toujours aussi parfaite sous tous les autres rapports.

Il résulte des principes du Digeste que la Dot pouvait être constituée, soit avant, soit pendant le mariage (1) : mais les deux lois qui contiennent ces principes sont de deux jurisconsultes qui ont écrit sous les Empereurs, c'est-à-dire à une époque où l'on commençait déjà à s'éloigner de cette idée que la Dot était une donation entre époux, une donation de la femme au mari, pour la considérer plutôt comme la propriété de la femme : on comprend dès lors pourquoi elle pouvait être constituée pendant le mariage, lorsque les donations ordinaires du mari à la femme ou de la femme au mari, étaient prohibées par la loi. Dans le principe, au contraire, la Donation *antè nuptias*, considérée comme une véritable donation entre époux ne pouvait être constituée pendant le mariage. Il fallait nécessairement qu'elle eût lieu avant sa célébration : il résultait de là une autre différence entre la Dot et la Donation *antè nuptias*, c'est que la constitution de Dot, par un privilége spécial, était dispensée de la formalité de l'insinuation qui était obligatoire pour les donations ordinaires, dans le but de les rendre publiques, lorsqu'elles excédaient une certaine valeur (2) ; tandis que la Donation *antè nuptias* était soumise à cette insinuation.

Mais Justin, dans la loi 19 *C. de Donat. antè nupt.*, autorisa la constitution et même l'augmentation de la Dot pendant le mariage, sous la condition toutefois que la Donation *antè nuptias* recevrait en même temps une augmentation proportionnée à celle de la Dot (3).

(1) *LL. 24 et 28, ff de pact. dotal.*
(2) *L. 36, § 3, C. de donat.*
(3) Hugo, § 405.

5,

Justinien compléta l'œuvre de son prédécesseur : dans la loi 20, *C. eod. tit.*, il autorisa la constitution et même l'augmentation pendant le mariage, de la Donation *antè nuptias* (1) ; il déclara que cette donation ne devait point être assimilée aux donations ordinaires ; en conséquence, qu'elle pourrait être insinuée *constante matrimonio* (2), et que, par l'accomplissement de cette formalité, sa nullité première, résultant du défaut d'insinuation, serait effacée. Le motif de cette dernière disposition fut d'empêcher les fraudes des maris qui, après avoir fait à leurs femmes des Donations *antè nuptias*, négligeaient à dessein de les faire insinuer, pour les rendre nulles, et priver ainsi leurs femmes des avantages qu'ils avaient eu en apparence l'intention de leur faire.

Enfin, puisque cette donation pouvait avoir lieu pendant le mariage, son premier nom de *Donatio antè nuptias* ne pouvait plus subsister et il fut changé en celui de *Donatio propter nuptias* (3).

Quelque temps après, Justinien dispensa entièrement la Donation *propter nuptias* de l'insinuation (4).

---

(1) Toutes ces variations dans la législation de cette donation sont expliquées par Boucher d'Argis (Traité des Gains nuptiaux, chap. 2).

(2) *Dict. leg.* § 1.

(3) § 3 *Instit. de Donat.*

(4) *Nov.* 119, *cap.* 1. — Hugo (§ 406) pense que d'après le Code de Justinien la Donation *antè nuptias* ne pouvait plus être faite *que pendant le mariage.* Je n'ose m'insurger contre une aussi grave autorité ; mais il me semble que cette restriction ne peut résulter des termes de la *L.* 20, *C.* dont je viens de parler : *constante matrimonio talem donationem facere.* Cela signifie bien que cette donation pouvait avoir lieu *pendant le mariage,* mais cela ne veut pas dire qu'elle pût être faite *seulement pendant le mariage*, et non pas *avant sa célébration.* D'ailleurs comment une contradiction pareille pourrait-elle exister ? C'est dans la même loi que Justinien a dit que la Donation *antè nuptias* était une véritable Dot, *antipherna;* or la Dot, je l'ai dit, pouvait être constituée soit avant, soit pendant le mariage.

II. La Donation *propter nuptias*, assimilée d'abord à une donation ordinaire et soumise aux mêmes formalités, dut, dans le principe, être considérée, pendant la durée du mariage, comme la propriété véritable de la femme. Le mari, il est vrai, comme chef de l'association conjugale, en avait l'administration, comme il avait l'administration des biens qui composaient la Dot; en sorte que la femme se trouvait avoir tout à la fois la propriété *naturelle* de la Dot et la propriété *naturelle* de la Donation *propter nuptias*. Tandis que le mari n'avait que la propriété *civile* de l'une et de l'autre.

Mais cette manière d'envisager la propriété de la Donation *propter nuptias* dut changer entièrement lorsqu'une assimilation complète eut été établie entre elle et la Dot par Justinien, dans la Novelle 97. Dès lors la Donation *propter nuptias* demeura la propriété réelle du mari, comme la Dot demeurait la propriété de la femme. L'une et l'autre, en un mot, durent être considérées comme créées dans un même but, celui de subvenir aux charges du mariage. Ainsi, 1° dans le cas où les affaires du mari étaient en mauvais état, la femme pouvait demander tout à la fois et la restitution de sa Dot et la livraison de la Donation *propter nuptias* et devait alors les employer aux frais du ménage et à son entretien, celui de son mari et celui de ses enfants. La disposition de la loi 29 *C. de Jure dotium* était commune à la Dot et à la Donation à cause de noces. — 2° D'après la Novelle 61, chap. 1er, le mari ne pouvait aliéner ni hypothéquer les immeubles compris dans la Donation à cause de noces, même du consentement de la femme, à moins qu'elle ne renouvelât ce consentement après un intervalle de deux ans (1). — 3° Enfin, la Novelle 109, chap. 1er, donnait à la

(1) On trouve une disposition analogue et fondée sur le même motif, dans la loi 22 *C. ad. S. C.* Velleian., relativement à l'intercession de la femme : *quia sivè hâc obligationis geminatione, sivè diuturnitate temporis, præsumitur mulier non pro alienâ, sed pro suâ utilitate contraxisse* (Quinon, n° 672, 3°).

femme, à raison des droits qu'elle pourrait avoir sur la Donation *propter nuptias*, une hypothèque tacite sur les biens de son mari; mais cette hypothèque n'était pas déclarée privilégiée par cette même disposition.

III. Avant la suppression des anciennes actions *rei uxoriæ* et *ex stipulatu*, lorsqu'il n'y avait pas eu de stipulation expresse de restitution de la Dot, soit aux constituants, soit aux héritiers de la femme, le mari survivant gagnait la Dot (sauf le cas de retour légal de la Dot profectice) (1).

De même, lorsque la Donation à cause de noces était encore considérée comme une donation ordinaire du mari à la femme, celle-ci devait gagner définitivement, par la mort de son mari, les biens qu'il lui avait donnés : ce gain de survie devait avoir lieu par une juste réciprocité de celui qui était accordé au mari. Je dois me hâter de dire cependant que c'est là seulement une supposition de ma part; en d'autres termes, il n'existe, à ma connaissance, aucun texte de Droit qui contienne une disposition semblable : mais ce principe me semble avoir dû exister d'abord, comme une conséquence forcée du caractère primitif de la donation et comme une compensation pour la femme d'un bénéfice accordé par la loi au mari.

Mais lorsque Justinien eût aboli le gain de la Dot en faveur du mari survivant, pour tous les cas où il n'y aurait pas eu une stipulation expresse (2); comme ce fut à la même époque à peu près que la Donation à cause de noces fut assimilée à la Dot et reçut ainsi un caractère nouveau en cessant d'être considérée comme la propriété de la femme, il est permis de croire qu'en même temps le gain de survie de la Donation à cause de noces, en faveur de la femme, dut cesser d'avoir lieu, et que cette donation (à moins de stipulation contraire)

(1) Ulpien, vi, 4 et 5.
(2) *L. unica*, § 6, *C. de rei uxor. action.*

restait aux héritiers du mari, comme la Dot restait aux héritiers de la femme, mais que celle-ci ne la gagnait plus, dans le cas où elle survivait.

Nous n'avons pas non plus, sur ce point, de dispositions législatives émanées de Justinien, mais outre que la ressemblance parfaite établie entre la Donation *propter nuptias* et la Dot me fait présumer qu'il en a été ainsi, une Constitution de l'Empereur Léon me confirme dans cette opinion. Dans la vingtième de ses Constitutions, cet Empereur dit de la manière la plus positive que d'anciennes lois (*vetustiores leges*) disposaient qu'à défaut d'une stipulation d'un gain de survie, chacun des époux reprenait (ou ses héritiers, bien entendu) ce qui était sa propriété, *ex æquo ad utrumque sua reverterentur*, c'est-à-dire que la Dot retournait à la femme ou à ses héritiers, et la Donation à cause de noces, au mari ou à ses héritiers.

Ces mots *vetustiores leges* me semblent indiquer suffisamment les lois de Justinien, car les Constitutions de Léon le Philosophe eurent pour objet de modifier le Code et les Novelles de Justinien, et il pouvait bien qualifier de *vetustiores* des lois qui dataient pour lui de trois siècles et demi (1).

Dans le cas où une convention était faite relativement aux gains de survie, avant les Empereurs Léon et Anthémius, il pouvait être stipulé que le mari aurait un gain de survie sur la Dot, sans que la femme eût en même temps un gain de survie sur la Donation à cause de noces ; et réciproquement un gain de survie pouvait être stipulé pour la femme, sans qu'il en fût stipulé pour le mari. Mais ces deux Empereurs, dans la Constitution que j'ai déjà eu occasion de rappeler (2), décidèrent que les gains de survie stipulés en faveur du mari et de la

---

(1) Dans certains Corps de droit annotés, on renvoie des mots *vetustiores leges* de la Constitution 20 de Léon le Philosophe, à la Nov. 97, chap. 1 de Justinien : *de æqualitate dot. et propt. nupt. donat.*

(2) Voy. ci-devant, pag. 65.

femme devraient toujours être réciproques et proportionnés à la valeur respective de la Donation *propter nuptias* et de la Dot ; c'est-à-dire qu'un gain de survie ne pouvait être convenu au profit d'un époux, sans qu'un gain de survie ne fût en même temps convenu au profit de l'autre, et dans la même proportion : ainsi, si le gain de survie du mari était du quart de la Dot, le gain de survie de la femme devait être du quart de la Donation.

Justinien créa des dispositions plus rigoureuses encore : il établit l'égalité la plus absolue en ordonnant que la Dot et la Donation devraient être toujours de la même valeur, et que les gains de survie, sur l'une et sur l'autre, seraient aussi de la même quotité (1).

On est obligé de reconnaître que dans cette dernière disposition, Justinien ne montra pas cette sagesse dont sont empreintes la plupart de ses autres lois. Ce qu'il crut n'être qu'une rigoureuse justice dut entraîner de fâcheuses conséquences et empêcher souvent les unions entre personnes dont les fortunes n'étaient pas à peu près égales.

Telles sont les principales règles qui furent successivement prescrites pour la Donation *propter nuptias*. L'introduction de cette donation dans la jurisprudence fait époque dans l'histoire du Droit Romain. Elle fut le commencement d'une ère nouvelle. Elle donna au Régime Dotal une physionomie moins sévère, en établissant plus d'égalité entre les époux. Enfin, les derniers perfectionnements qu'elle reçut en même temps que la Dot et les Successions, marquent en quelque sorte le terme des grandes créations de la législation romaine.

(1) *Nov.* 97, *Cap.* 1.

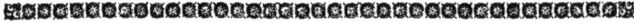

CHAPITRE VII.

Quelques Réflexions.

I. J'ai dit, au commencement de cet *Essai*, que dans l'exposé d'une partie spéciale du Droit privé des Romains, une
division historique par périodes serait tout à fait inutile, car
les évènements qui changent à certaines époques l'aspect général d'une législation, ne présentent que des modifications sans
importance, ou qui peuvent être difficilement appréciées, lorsqu'on veut en analyser l'influence et rechercher en détail quels
ont été leurs effets sur les diverses parties de cette législation.
J'ai dit aussi que si l'on devait admettre une exception à ce
principe, que je crois vrai d'une manière à peu près absolue,
ce serait peut-être pour le droit du mariage et de la Dotalité :
et l'on pourrait prendre pour époque intermédiaire entre les
temps anciens et Justinien l'établissement du Christianisme
dans l'Empire Romain : son influence, à quelques égards, sur
cette partie du Droit privé fut telle en effet qu'on pourrait dire
en quelque sorte que si le principe que je viens de rappeler est
vrai en règle générale, il faut poser, relativement au Mariage

et à la Dot, un principe tout à fait contraire. En d'autres termes, si l'influence du Christianisme sur l'*ensemble* de la législation romaine *fût bien moins considérable qu'on aurait pu s'y attendre* (1), elle se fit, au contraire, sentir d'une manière marquée sur quelques parties du sujet que j'ai traité (2).

On a presque fait à Hugo le reproche d'avoir nié cette influence (3) : rien ne prouve cependant qu'il ait entendu la nier d'une manière absolue : dans une histoire comme la sienne, qui embrasse tout à la fois les Sources du Droit, le Droit Civil et le Droit Public, il n'a pu émettre une semblable opinion que d'une manière générale et il l'a fait avec raison ; mais il l'eût sans doute restreinte, s'il fût entré dans des détails que le plan de son ouvrage ne comportait pas. — Montesquieu a émis un avis tout à fait contraire, et qui n'admet pas de restriction, puisqu'il a dit d'une manière absolue : « Le Christianisme ، *donna son caractère* à la jurisprudence (4). » Malgré le respect dû aux opinions du plus grand de nos publicistes, on ne peut se dissimuler qu'il ne soit tombé dans une erreur qui est précisément l'opposé de celle qu'on a voulu attribuer à Hugo : car si l'on ne peut refuser toute influence à la religion chrétienne sur la jurisprudence romaine, on ne peut pas non plus la considérer comme ayant opéré une révolution universelle dans les lois.

II. Montesquieu a dit que le Christianisme était la *perfection* de la loi naturelle (5) ; et c'est le plus bel éloge que l'on ait pu en faire. Sous ce point de vue, son introduction dans le Droit

(1) Hugo, § 382, note 1.

(2) Il ne faut pas oublier cependant les deux raisons qui m'ont déterminé à ne pas adopter une division par périodes. Voy. page 6-7.

(3) Le Législateur, Revue de Droit, de Législation et de Jurisprudence, 7e cah., art. 30, p. 544.

(4) Esprit des Lois, liv. 23, chap. 21.

(5) Défense de l'Esprit des lois, 1re partie, § 2, réponse à la 10me objection.

Romain ne dut pas produire une secousse aussi violente qu'on pourrait le penser : les Romains devinrent chrétiens presque à leur insu. Le Christianisme ne fit qu'étendre le droit naturel, reçu dès longtemps dans les lois de Rome sous le nom d'*Équité*, de manière à faire que ce droit, qui n'était qu'une exception, absorbât en quelque sorte le droit positif qui était la règle.

De même que Rome eut dans sa religion un Janus à deux visages, et dans son droit politique la dualité des Patriciens et des Plébéiens, du *Populus* et de la *Plebs*, elle eut aussi dans son droit privé deux principes distincts, le Droit civil (*Jus civile*) et l'Equité (*Æquitas*); le Droit strict (*strictum Jus*) et la bonne foi (*bona fides*).

Ce serait une manière intéressante d'envisager l'histoire du Droit Romain que de la considérer sous le rapport de ces deux principes toujours distincts, s'avançant parallèlement dans la législation, depuis le Droit Prétorien jusqu'à Justinien, et de chercher par quelles causes le Droit strict, le Droit des formules, d'abord la seule règle des intérêts civils, se vit ébranlé par les Préteurs qui opposèrent à ses principes rigoureux des principes plus sages, en venant au secours de la bonne foi, et comment cet antagonisme légal finit sous Justinien.

Dans cette dualité du Droit civil Quiritaire et de l'Équité, l'époque la plus remarquable est celle-là même où elle finit : c'est l'époque de Justinien ; car ce ne fut qu'alors que les rigueurs du Droit païen firent presque entièrement place aux préceptes divins et à la morale bienfaisante de la religion du Christ. Les persécutions de Néron, Domitien, Trajan, Marc-Aurèle, Sévère, Maximin, Dèce, Valérien, Aurélien et Dioclétien ne furent que les derniers efforts du paganisme mourant; il triompha en apparence ; mais il y avait dans le sang des martyrs un germe qui ne devait pas périr : la domination du Christianisme fut assurée après la conversion de Constantin, et l'hérésie de Julien l'Apostat ne put la détruire. Ce n'est cependant que sous Justinien que nous voyons la morale de l'Évangile dominer tout à fait dans quelques parties de la législation, et le chef de l'État promulguer ses lois au nom de Jésus-Christ (1).

III. On peut se rendre facilement raison des motifs différents qui dictèrent à Auguste et à Justinien leurs lois sur les mariages.

La politique d'Auguste était d'augmenter, autant que possible, la population romaine. Pour atteindre ce but, il accorda au mariage des priviléges inouïs et infligea en même temps des peines au célibat. La religion païenne n'était point défavorable à la population, et les lois sévères d'Auguste finirent par faire considérer le célibat comme une impiété. Ainsi, un but politique avait dicté les lois Papiennes et elles devinrent, en quelque sorte, des lois de religion.

Mais quand le Christianisme domina, on envisagea différemment les mariages et tout ce qui tenait à la propagation de l'espèce : sous les Empereurs païens, on avait flétri le célibat : sous les Empereurs chrétiens, des vues religieuses firent honorer la continence. Ainsi, Constantin le premier abolit les peines des lois Papiennes contre le célibat; Théodose en exempta ceux qui étaient mariés et qui n'avaient pas d'enfants (2).

Mais Justinien, exagérant la morale du Christ, flétrit du nom de prostituées les femmes qui contractaient une seconde union et accorda des avantages à celles qui conservaient leur viduité (3). Et cependant, je l'ai déjà fait remarquer, Justinien accorda à la femme mariée, à raison de sa Dot, des priviléges inconnus jusqu'à lui. En cela, ne semble-t-il pas en contradiction avec lui-même? Pourquoi tant favoriser la Dot, pourquoi prendre tant de précautions pour sa conservation, si, après la mort de son mari, la femme ne peut plus porter sa Dot à

(1) Voy. le *Proœmium* des Institutes, les 3 préfaces du Digeste, etc.

(2) *C. lib.* 8, *tit.* 58, *de infirm. pœn. cœlib.*

(3) *Nov.* 127, *Cap.* 3.

un nouvel époux, ou si, du moins, elle ne peut le faire qu'en outrageant la religion et la morale et en se soumettant aux peines de la loi? — Cependant, la contradiction n'est qu'apparente ; l'aisance dans les ménages, l'intérêt des enfants justifiaient suffisamment les priviléges de la Dot (1).

IV. En ce qui concerne la propriété de la Dot, qui était absolue pour le mari, avant Auguste, le pouvoir souverain accordé à la femme d'en empêcher soit l'aliénation, soit l'hypothèque se ressent de l'influence des principes de la religion chrétienne : le mari n'a plus sur la Dot qu'une propriété fictive. Les deux époux conservent leurs patrimoines distincts : il y a entre eux une égalité parfaite. Le mari n'a plus sur sa femme d'autre prééminence que celle que la nature elle-même a accordée au sexe le plus fort sur le sexe le plus faible.

Qu'il y a loin de cette époque à celle où le citoyen romain, changeant sa propre demeure en un tribunal redoutable et se faisant justice à lui-même, jugeait son épouse coupable et lui infligeait la peine de son infidélité!

V. La dualité ancienne du *droit strict* et de la *bonne foi* se retrouve encore sous Justinien, à l'occasion de la Dot, dans les actions *ex stipulatu* et *rei uxoriæ*. Ces deux actions, je l'ai dit, indiquent la distinction primitive du droit des Patriciens et du droit des Plébéiens. Après la fusion opérée par la loi des XII Tables, les deux droits devinrent bien communs aux deux

(1) Ce qu'on ne pourrait concilier aussi aisément, c'est la morale proclamée par Justinien dans ses lois et celle qu'il met lui-même en pratique, en prenant sur le théâtre une femme qui s'y était longtemps prostituée (Montesquieu , Grand^r et Décad^{ce} , chap. 20. — Hugo , § 422) et qui était la fille d'un garçon du cirque (Bouillet , Dictionn. hist. v° *Theodora*). — Du reste la corruption des mœurs était au plus haut point sous Justinien : la Nov. 51 , relative aux théâtres , en fournit une preuve. — « Les Romains « avaient distingué toutes les espèces d'enfants naturels (*C. lib.* 5 , *tit.* 27 , « *de natur. lib.*) avec un soin qu'on pourrait citer en preuve du degré de « corruption où ils étaient parvenus (Discours du Tribun Duveyrier au « Corps Législatif, sur le titre du Code civil *des enfants naturels*). »

classes, mais ils n'en demeurèrent pas moins distincts et séparés entre eux. Et ce fut une rivalité digne de remarque que celle qui dura jusqu'aux Empereurs chrétiens entre le droit introduit par les Préteurs et le droit rigoureux dont les lois de fer des anciens Plébéiens avaient été l'origine. Ce droit rigoureux était encore un souvenir de cette époque de superstition et d'ignorance où les formules sacramentelles étaient exigées pour l'exécution des conventions et l'application des lois : mais l'Équité seule devait, sinon remplacer les lois, du moins leur servir de base, lorsque la religion chrétienne eut ramené les peuples aux sentiments de la nature et aux inspirations de la droite raison.

La fusion des deux anciennes actions par lesquelles pouvait se demander la restitution de la Dot, en une seule action *bonæ fidei,* n'opéra cependant pas dans la Dotalité un changement bien important. Cette innovation eût été plus remarquable trois ou quatre siècles plus tôt; car alors la dualité dont j'ai parlé était encore dans toute sa force; le vieux Droit de Romulus se retrouvait encore dans la législation. Mais depuis Constantin, les idées nouvelles l'avaient envahie. Cet Empereur avait porté le premier coup à l'ancien droit des familles, en diminuant la puissance des pères sur leurs enfants : les lois, comme les mœurs, se relâchaient de leur ancienne rigueur et tout porte à croire que, lors de la suppression de l'action *stricti juris* en restitution de la Dot, on avait déjà renoncé depuis longtemps aux formalités de la stipulation pour s'en tenir à l'action *bonæ fidei.*

VI. La Donation *propter nuptias,* à laquelle j'ai consacré un chapitre, est encore une preuve de l'influence du Christianisme sur les lois. J'ai démontré qu'elle est d'origine grecque; mais ce serait, je crois, une erreur de penser qu'il faut uniquement attribuer son introduction dans le Droit Romain à la translation du siége de l'Empire en Grèce. Je suppose qu'Auguste, ou tout autre Empereur païen, eût fait de Bysance la capitale de son Empire : je crois que l'usage de la Donation *propter nuptias* n'aurait pas été adopté : il aurait été en opposition avec l'idée que l'on avait alors du mariage, et avec la suprématie que la loi romaine attribuait au mari sur sa femme. Tandis qu'on était très-disposé à recevoir cet usage étranger, depuis que la religion chrétienne avait établi l'égalité des époux. Et il faut remarquer qu'à mesure que les préceptes de la religion nouvelle s'affermissaient de plus en plus, cette égalité devenait aussi plus frappante, et par suite elle finit par être parfaite entre la Donation *propter nuptias* et la Dot.

VII. Les païens ont attribué la chûte de l'Empire au Christianisme et peut-être ne l'ont-ils pas fait sans raison : l'une des principales causes de la grandeur de Rome avait été la rigueur et la sévérité de ses lois. Les Romains, devenus Chrétiens, exagérèrent les préceptes de la doctrine du Christ, comme cela arrive presque toujours quand des idées nouvelles ont été reçues chez un peuple. L'Équité, qui doit seulement servir de base et d'interprête aux lois, remplaça, en quelque sorte, le Droit. Or, de l'Équité à l'Arbitraire, et de l'Arbitraire à l'Anarchie, il n'y a qu'un pas.

En vain, quelques voix éloquentes avaient voulu s'élever pour rappeler aux Romains et ces lois et cette religion qui avaient fait autrefois leur force et leur gloire (1). Des voix plus éloquentes encore (2) assurèrent le triomphe de la religion chrétienne qui devait bientôt elle-même succomber, pour quelque temps, sous les envahissements des Barbares.

(1) Symmaque, Préfet du Prétoire.
(2) Salvien, saint-Augustin, etc.

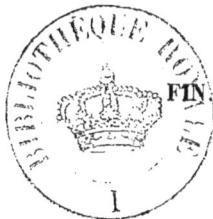

FIN

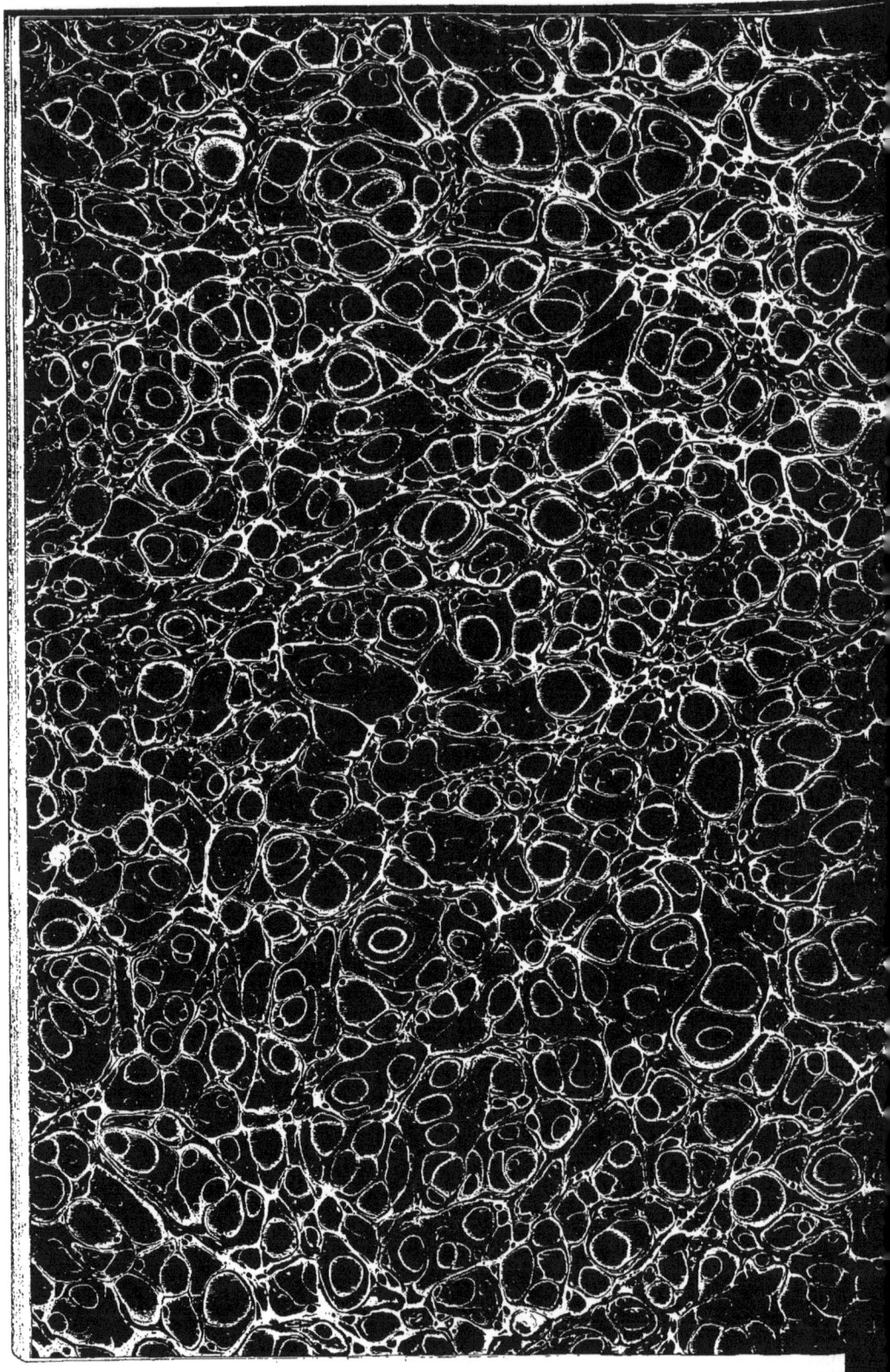

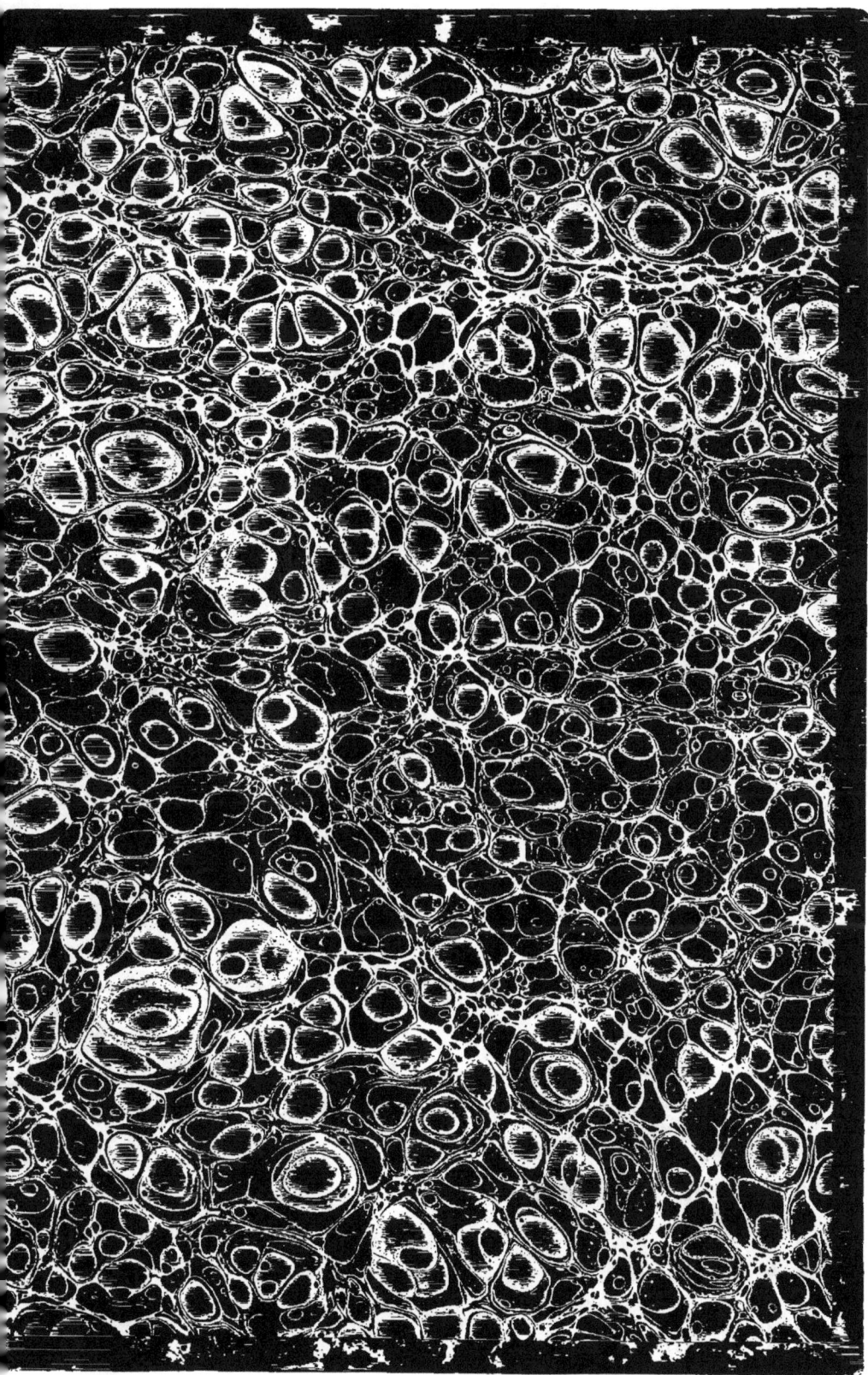

www.ingramcontent.com/pod-product-compliance
Lightning Source LLC
Chambersburg PA
CBHW050605210326
41521CB00008B/1115